COMPRENDRE ET VAINCRE LA PEUR DU DENTISTE

Le guide complet et indispensable à destination des patients et des praticiens

Lucas Divello

Copyright © 2022 Lucas Divello

Tous droits réservés

Les informations fournies dans cet ouvrage le sont à titre pédagogique et informatif et ne constituent en aucune façon des conseils médicaux.

Aucune partie de cet ouvrage ne pourra être reproduite, transmise ou distribuée et cela par tout moyen que ce soit sans l'autorisation expresse et écrite de l'auteur.

Table des matières

1) Introduction 6
II) L'expérience dentaire et la peur 8
   1. Représentation du chirurgien-dentiste au cours de l'histoire 8
   2. Terminologie et étymologie 17
   3. Mécanismes neurologiques de la peur 19
   4. Les différentes échelles d'évaluation 22
      4.1) L'échelle visuelle analogique EVA 22
      4.2) Corah's Dental Anxiety Scale CDAS 24
      4.3) Dental Fear Survey DFS 27
      4.4) Dental Concerns Assessment DCA 30
      4.5) Modified Dental Anxiety Scale MDAS 32
      4.6) Dental Anxiety Inventory DAxI/S-DAI 35
      4.7) Index of Dental Anxiety and Fear IDAF-4C+ 36

III) Prévention 40
   1) Etat des lieux 40
   2) Les disparités selon les pays et le contexte d'exercice 44
   3) Lien prévention précoce et diminution de l'anxiété 50
   4) Pistes d'amélioration 52

IV) Facteurs étiologiques ou favorisants de la stomatophobie 56
   1) Lien anxiété dentaire et âge 56
   2) Lien anxiété dentaire et expériences précédentes 58
   3) Lien anxiété dentaire et genre 60
   4) Lien anxiété dentaire et niveau d'éducation, milieu social 62
   5) Lien anxiété dentaire et nature de l'intervention 64
   6) Autres causes 65

V) Les conséquences de la stomatophobie 68
   1) La mauvaise santé bucco-dentaire 69
   2) Evitement de la consultation / manquement de rendez-vous 72

	3) Dégradation de la qualité de vie	73
	4) Douleur ressentie décuplée	76
VI)	Traitements de la stomatophobie	78
	1) La thérapie cognitivo-comportementale	78
	2) La distraction audio-visuelle / réalité virtuelle	80
	3) Les informations préparatoires	82
	4) La sédation consciente	83
	5) La musique	85
	6) L'absence des parents	86
	7) L'aromathérapie	87
	8) Autres traitements	88
VII)	Conclusion	89
VIII)	Bibliographie	90

I) Introduction

Dans la pratique quotidienne, il n'est pas rare de prendre en charge des patients manifestant un niveau d'anxiété plus ou moins marqué. La prise en charge et le bon déroulement des soins peuvent s'en trouver affectés (non-coopération, mouvements brusques d'évitement, interposition des mains voire même parfois de l'agressivité). C'est ainsi que bien souvent le praticien peut facilement se retrouver dans une situation d'échec aussi frustrante pour le patient que pour le professionnel. Les peurs et les phobies sont courantes dans la vie et ne sont pas figées car elles peuvent évoluer, s'estomper, s'atténuer ou au contraire s'intensifier. Beaucoup d'entre elles sont des peurs qui sont évitables sans conséquence, comme la peur des araignées ou la peur des trop grandes altitudes par exemple. Cependant la phobie du dentiste n'est pas sans conséquence comme nous le verrons. [1]

L'objectif de ce travail est de mieux comprendre la stomatophobie, ses origines, ses racines ainsi que ses conséquences. Toutefois, une fois la pathologie installée des traitements existent. La stomatophobie peut être perçu comme anecdotique du point de vue des personnes qui n'en souffrent pas, cependant il convient de garder à l'esprit que pour beaucoup de patients, il s'agit d'une véritable souffrance face à laquelle ils se sentent démunis. En effet, la stomatophobie va bien commencer par la peur du dentiste, mais il peut en résulter un cercle vicieux avec des conséquences physiques sur la santé mais aussi sociales et mentales.

Etant donné les multiples implications que peut avoir la stomatophobie, il convient de prendre en compte la présence de cette condition dans la pratique quotidienne. D'autant plus que les thérapeutiques sont vastes et variées de nos jours. Des solutions existent allant des stratégies les plus simples (exercices de respiration, exprimer ses peurs et ses angoisses à l'équipe soignante plutôt que d'intérioriser etc...) aux traitements plus complexes (sédation consciente et anesthésie générale par exemple) [1].

II) L'expérience dentaire et la peur
1. Représentation du chirurgien-dentiste au cours de l'histoire

La stomatophobie ou odontophobie se caractérise par une peur irrationnelle et déraisonnée de l'acte de soin dentaire. Bien souvent ces peurs et angoisses sont multifactorielles. Cependant, les croyances des patients et leurs perceptions de la profession de chirurgien-dentiste ont un impact sur leur niveau d'anxiété. Il s'agit de croyances transmises oralement de générations en générations, beaucoup d'entre elles sont obsolètes, caricaturales et ne prennent pas en compte les progrès techniques qu'a connu la profession. C'est ainsi que certains patients parlent encore de « roulette » ou de « plombage ». Par ailleurs, dans le langage courant l'expression « mentir comme un arracheur de dent » renvoie une image négative de la profession. Cependant, ces perceptions, certes datées, du métier de chirurgien-dentiste ne sont pas apparues par hasard.

Pour comprendre la défiance et la peur qu'ont certains patients à l'égard de la profession il faut s'intéresser à l'histoire de celle-ci. Au moyen âge, l'église avait interdit toute opération chirurgicale [2], [3], l'odontologie était alors pratiquée par des barbiers dans leurs boutiques qui pratiquaient principalement des extractions dentaires [4], [5]. L'odontologie était alors plutôt considérée comme artisanale et non comme une discipline médicale, c'est pour cela qu'on parle d'art dentaire. Ces barbiers n'avaient que très peu de connaissances théoriques et leur savoir était plutôt empirique. En parallèle, l'art dentaire était également exercé par des charlatans aussi connus sous le nom *d'arracheurs de dents* qui se produisaient sur les places publiques, les foires et les marchés (figure 1). Il s'agissait davantage d'un spectacle que d'une intervention médicale. Ces individus étaient souvent accompagnés d'une troupe de musiciens chargée d'attirer les foules et de masquer les cris du malheureux qui subissait une avulsion dentaire sans anesthésie [6], [7] L'expression mentir comme un arracheur de dent vient d'ailleurs du fait que ces individus, dans le but d'attirer les foules, se vantaient d'extraire les dents rapidement et sans douleur, ce qui n'était pas vrai (figures 2 et 3).

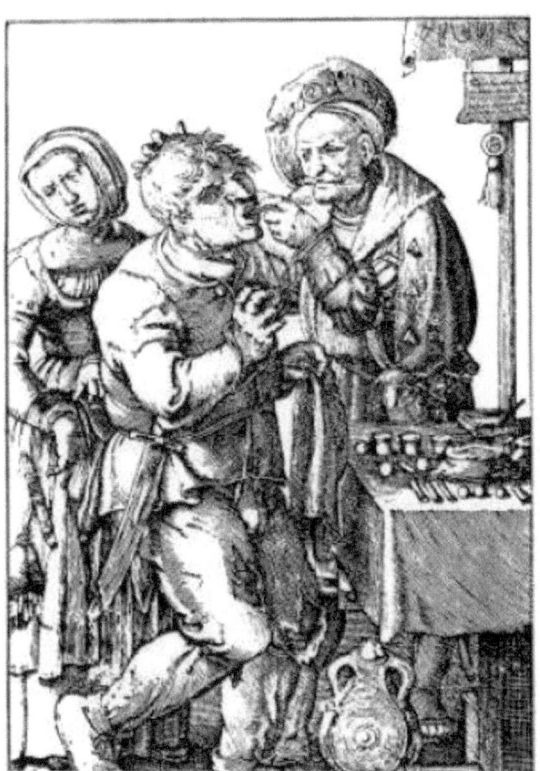

Figure 1: Gravure de Lucas Van Leyden représentant un dentiste du XVIème siècle aux Pays-bas [4]

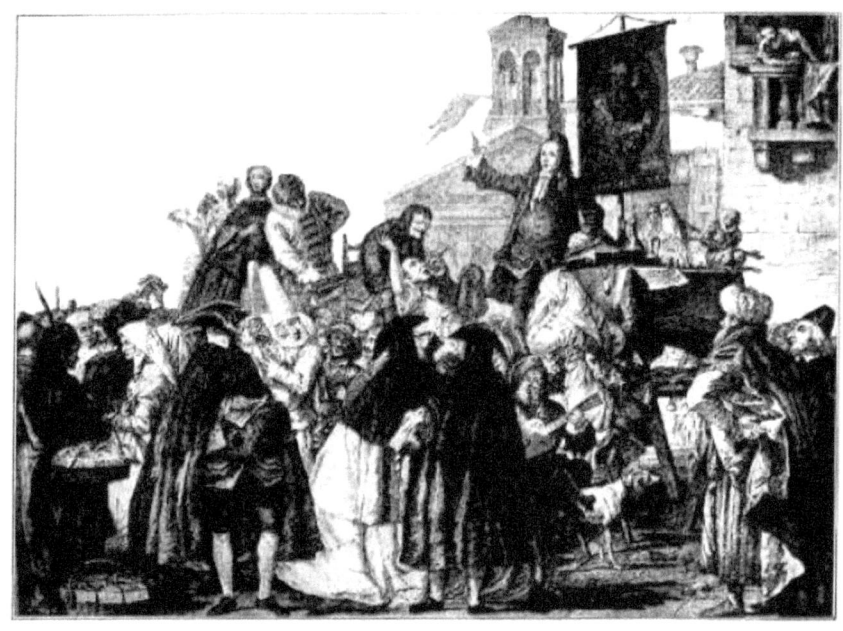

A CHARLATAN ON HIS PUBLIC STAGE

Figure 2: Charlatan montant un spectacle en place publique [4]

Historically, it was not only the manufacturers of dental consumer products who made fraudulent claims and produced harmful products. There were numerous fringe practitioners who were guilty of similar breaches. One of the most frequent was the use of a mixture of acids (usually including muriatic acid) to remove dental calculus and "whiten" the teeth.[15] Both the search for an easy way of practicing and the quest for tooth whitening are deeply embedded in dentistry.

Figure 2: Certains charlatans utilisaient de l'acide chlorydrique pour éliminer le tartre et blanchir les dents, sans se soucier des conséquences parodontales et dentaires.[194]

En 1268, l'art dentaire se professionnalise avec la création de la confrérie de Saint-Côme et de Saint-Damien autorisée par le roi Louis IX et chargée de former des chirurgiens professionnels. Très vite, une rivalité s'installe entre les barbiers chirurgiens et les chirurgiens professionnels qui souhaitent être les seuls à pouvoir pratiquer l'odontologie [5]. Ce n'est qu'en 1656 que les deux corporations fusionnent pour former le corps des chirurgiens. En 1699, un édit royal met en place un nouveau corps professionnel, il s'agit des chirurgiens spécialistes qui ont en charge une certaine partie du corps et parmi eux on retrouve ceux chargés des dents [8]. Depuis le moyen âge jusqu'à la fin du 18ème siècle, L'art dentaire subit une professionnalisation lente et progressive. Cependant tout au long de cette période, les arracheurs de dents et autres charlatans se sont développés en parallèle du corps des chirurgiens et des chirurgiens spécialistes [9]. Le 18ème siècle a d'ailleurs été une époque marquante dans l'histoire de la médecine bucco-dentaire à travers le personnage de Pierre Fauchard. Pierre Fauchard était un médecin et chirurgien-dentiste français qui s'était intéressé à l'odontologie en 1718 lorsqu'il avait déménagé à Paris (figure 4). Il a entrepris de rédiger un livre à caractère scientifique sur l'odontologie après s'être rendu compte qu'il n'y avait pas de littérature détaillée et abondante sur le sujet. Il a donc procédé à un recueil d'informations en étudiant les pratiques de chirurgiens-dentistes en activité. Il a également fait une synthèse des informations, certes peu nombreuses, déjà publiées à l'époque. C'est ainsi qu'il publiera son livre en 1728 intitulé « Le chirurgien-dentiste ou traité des dents » [4], [9]. Ce livre faisait ainsi une description détaillée de l'état de la science en odontologie à cette période. Il était même question de la relation praticien patient et comment réduire la peur de ce dernier. Pierre Fauchard a d'ailleurs été un des premiers à réfuter la théorie du ver de la dent comme étiologie de la lésion carieuse en s'appuyant notamment sur ses propres recherches à l'aide d'un microscope.

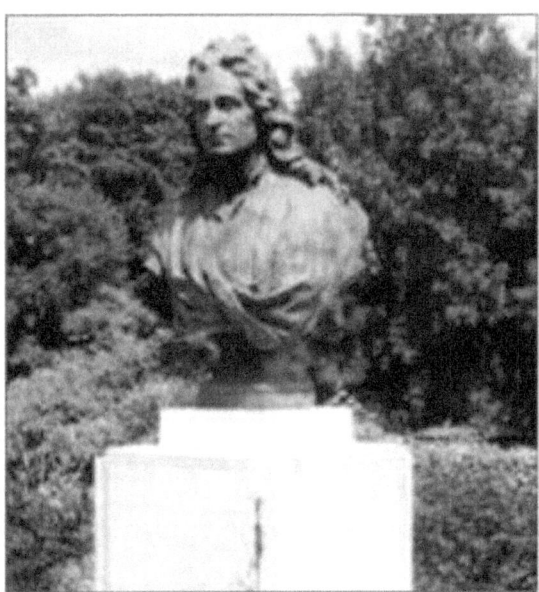

Figure 4: Photographie d'un buste de Pierre Fauchard au château du Grand-Mesnil [9]

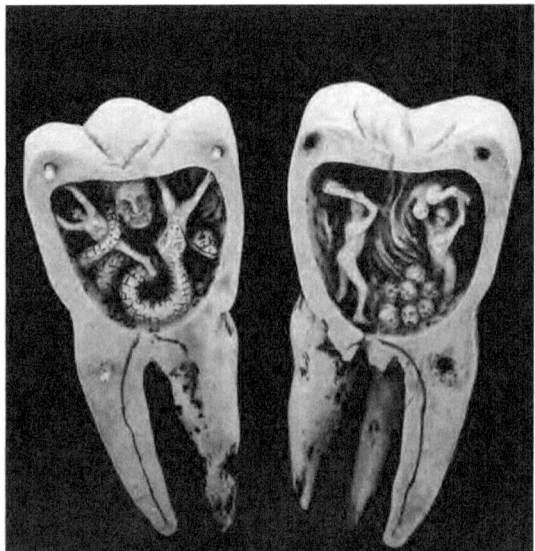

Figure 3: Sculpture sur ivoire représentant le ver de la dent à gauche, ainsi que l'allégorie de la douleur dentaire à droite [194]

C'est une avancée importante étant donné que la théorie du ver (figure 5) de la dent existait depuis l'antiquité. Il fut le premier à formuler la théorie moderne de formation des caries encore valable aujourd'hui. Dans son livre il parle aussi longuement des protocoles opératoires en odontologie et il montre l'intérêt de traiter les lésions carieuses avec notamment l'utilisation de mélanges de métaux tels que le plomb ou l'or à mettre en place dans la cavité après éviction carieuse. Il développe aussi longuement les divers instruments utiles en chirurgie dentaire ainsi que la prothèse dentaire. Avec cette ouvrage, Pierre Fauchard a fait rentrer la démarche scientifique dans la dentisterie de l'époque et il a également développé de nouvelles théories qui s'avèrent encore valides aujourd'hui [4], [9].

Par ailleurs, la révolution de 1789 a porté un coup d'arrêt à la professionnalisation de l'art dentaire avec l'abolition de toutes les corporations, l'art dentaire pouvait donc être exercé par n'importe qui sans avoir à justifier d'aucune qualification. Peu après, en 1803, les facultés de médecine sont réouvertes et la pratique de la chirurgie et de la médecine devient réglementée. Seuls les docteurs en médecine ou les officiers de santé sont habilités à pratiquer l'art dentaire [8]. Malgré cela, les charlatans n'ont jamais cessé leurs activités en usurpant notamment l'identité de vrais chirurgiens diplômés. Les chirurgiens de l'ancien régime obtiennent une équivalence qui leur permet de continuer à exercer leur art, cependant les chirurgiens spécialistes issus de l'édit de 1689 ne sont pas mentionnés mais ils continuent tout de même à exercer l'art dentaire. Cette situation déplaira fortement aux docteurs en médecine et aux officiers de santé qui accusent les chirurgiens spécialistes d'exercer dans l'illégalité. Des poursuites sont alors engagées et vont remonter jusqu'à la Cour de cassation.

Celle-ci tranchera en 1827 que l'art dentaire est une branche distincte de la médecine et qu'à ce titre il peut être exercé par n'importe qui [8]. De nouveau, une période de dérégulation totale de la profession renait. A cette date, les acteurs de l'art dentaire peuvent être classés en quatre catégories : Les dentistes docteurs en médecine, les dentistes officiers de santé, les dentistes issus de l'ancien régime et les charlatans arracheurs de dents.

Il faudra attendre 1892 pour que la profession soit de nouveau réglementée avec l'apparition du diplôme d'Etat de chirurgien-dentiste. L'exercice de l'art dentaire est alors limité aux seuls docteurs en médecine et aux titulaires du diplôme de chirurgien-dentiste [8]. C'est la disparition progressive des charlatans et des arracheurs de dents. A partir de ce moment et jusqu'à nos jours, la profession aura connu ses plus grandes innovations scientifiques et technologiques qui font d'elle une branche de la médecine à part entière. C'est pour cela que le terme art dentaire a aujourd'hui été remplacé par médecine bucco-dentaire [10].

On peut notamment citer l'apparition de techniques d'anesthésies efficaces à base de procaïne au tout début du 20ème siècle [11] ainsi que l'apparition des turbines à haute vitesse au milieu du 20ème siècle [12].

Il y'a également eu l'apparition de la radiographie à rayon X dans les cabinets dentaires à partir de 1897 (figures 6 et 7) [13]. Ces innovations ont chacune contribué à moderniser l'art dentaire de l'époque en y apportant respectivement, plus de sérénité avec une anesthésie efficace, des rendez-vous moins longs et un geste clinique plus précis avec les turbines à haute vitesse et enfin un outil diagnostique qui deviendra majeur avec la radiographie appliquée à l'odontologie. Cependant, la profession de chirurgien-dentiste a fait l'objet de beaucoup de querelles corporatistes. Par ailleurs, les phases de régulations puis de dérégulations se sont succédées au fil des évènements historiques de sorte que les charlatans ont toujours pu se développer profitant du flou autour de ces lois successives et contradictoires. Il faut garder à l'esprit que les arracheurs de dents ont été présents du moyen âge jusqu'à la fin du 19ème siècle. Par conséquent, leurs prestations publiques spectaculaires ont eu le temps de marquer les esprits et les consciences de générations en générations. De nombreuses œuvres picturales ou littéraires en témoignent. Par ailleurs, les productions audio-visuelles modernes n'hésitent pas à s'inspirer de ce passé pour dresser un portrait effrayant ou caricatural du chirurgien-dentiste dans leurs films ou séries télévisées [14]. Cela peut avoir pour conséquence d'entretenir un sentiment d'anxiété dans la population à l'égard du chirurgien-dentiste. Certains patients peuvent donc être encore aujourd'hui influencés (même inconsciemment) par ces représentations de l'arracheur de dent qui opère sans asepsie et dans la douleur. Car à l'échelle de l'histoire de la profession la nouvelle ère dans laquelle nous sommes de la médecine bucco-dentaire utilisant des technologies de pointe (figure 8) n'est que très récente et pour faire changer les perceptions des patients d'un paradigme à l'autre cela demandera du temps.

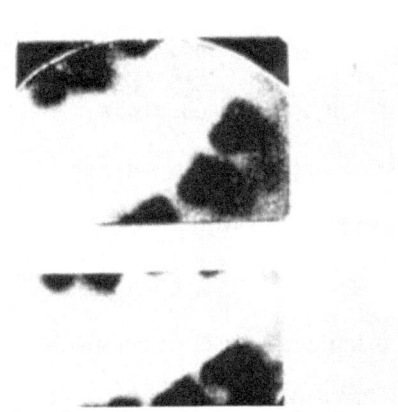

Figure 6: Première radiographie intra-orale prise en 1897, la durée d'exposition était de 25 minutes [13]

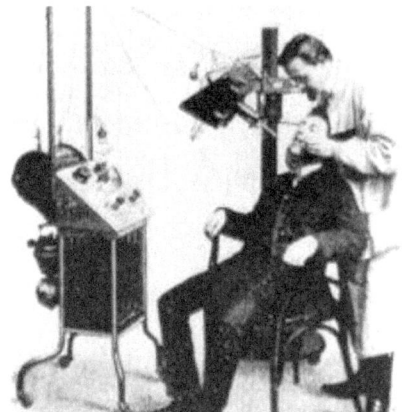

Figure 7: Première génération d'appareils de radiographie dentaire [13]

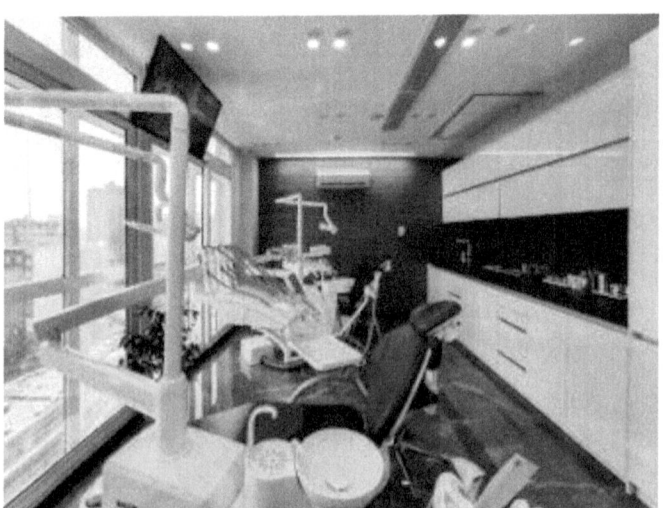

Figure 8: Salle de soin moderne d'un cabinet dentaire d'omnipratique

2. Terminologie et étymologie

Pour bien appréhender ce qu'est la stomatophobie ou l'odontophobie il convient de définir quelques termes qui lui sont attachés. En effet il existe des différences entre la peur, l'anxiété et la phobie. Tout d'abord intéressons-nous à la peur et à l'anxiété qui bien qu'elles ne soient pas deux émotions identiques sont tout de même assez proches. La peur est une émotion désagréable intense qui survient lorsque l'individu croit percevoir ou reconnaitre un danger ou une menace réelle ou supposée [15]. La peur va donc induire des modifications physiologiques qui vont engendrer un changement de comportement soit pour affronter le danger perçu où alors pour fuir. Chez les humains ainsi que chez d'autres espèces animales la peur est modulée par l'apprentissage. La peur doit être rationnelle est appropriée autrement on se rapproche davantage de la phobie que l'on verra plus loin. Par ailleurs les peurs ne dépendent pas seulement de l'individu mais sont aussi liées à son milieu social et à sa culture [16].

L'anxiété peut être définie comme une émotion orientée vers le futur et dans laquelle l'individu n'est pas prêt ou insuffisamment préparé pour gérer des évènements futures sources d'angoisse. Une des différences majeures entre la peur et l'anxiété c'est la temporalité. En effet, **la peur** est focalisée sur le moment présent alors que l'anxiété se rapproche de l'appréhension dans le sens où elle est le résultat émotionnel présent d'un évènement source de stress et d'angoisse à venir. L'anxiété se matérialise à différents degrés par des répercussions somatiques telles que diarrhées, maux de tête, nausées, difficultés à trouver sa respiration, tétanie etc... L'anxiété se distingue de la peur également par la durée. La peur est le plus souvent une émotion brève et intense qui permet à l'individu d'avoir une réaction immédiate à ce qui se passe dans le présent alors que l'anxiété est une émotion au long cours qui empêche l'individu de faire preuve de discernement et de rationalité pour gérer une difficulté. Par ailleurs la peur est le plus souvent dirigée contre quelque chose de bien précis et défini alors que les raisons qui sont la cause de l'anxiété sont souvent plus diffuses et floues [16].

La phobie quant à elle est une peur irrationnelle et déraisonnée d'un objet ou d'une situation qui en réalité ne présente pas ou peu de dangers. La phobie entraine donc des réactions excessives, démesurées et inappropriées qui peuvent aller de la crise de panique à l'évanouissement [17]. Il existe une multitude de phobies différentes (agoraphobie, arachnophobie etc…) qui dans certains cas peuvent rendre la vie des personnes qui les subissent très compliquée.

Le mot phobie vient du grec Phobos qui était le nom du dieu grec de la peur dans la mythologie grecque. De la même façon, l'odonte vient également du grec *odoús* et désigne l'organe dentaire. Stoma est un mot d'origine grec désignant la bouche dans son ensemble. C'est pour cela que le terme **stomatophobie** parait plus adapté que le terme odontophobie qui est plus restrictif. La stomatophobie désigne donc une peur irrationnelle, déraisonnée et non justifiée de l'acte dentaire, du cabinet dentaire ou même du chirurgien-dentiste lui-même. Cette phobie pouvant conduire à des situations d'évitement ou à des manifestations somatiques telles que crises d'angoisse, diarrhées, crise de tétanie etc…

3. Mécanismes neurologiques de la peur

Lorsque nous ressentons de la peur, le cerveau réagit. Les parties du cerveau qui sont l'épicentre des phénomènes neurobiologiques engendrés par la peur sont les deux amygdales (figure 9) qui se situent derrière l'hypophyse [18]. Elles sont indispensables à une adaptation adéquate au stress et jouent un rôle dans la modulation de la mémoire émotionnelle en relation avec la peur. En présence d'un signal menaçant ou de danger, les amygdales déclenchent alors la sécrétion d'hormones qui influencent la façon dont l'individu va réagir à la menace [19].

La réaction de l'individu peut être de plusieurs types face à la menace : il peut prendre la fuite, être tétanisé par la peur ou bien adopter une attitude combative. Les sécrétions d'hormones par les glandes surrénales et provoquées par les amygdales vont notamment mettre la personne en état d'alerte, état dans lequel l'individu sera disposé à agir c'est-à-dire soit à fuir ou alors aller à la confrontation. Ce mode de réponse défensif face à l'agression ou la peur est connu sous le nom de *« fight or flight response »*.

Cette réponse est aussi modulée par l'hypothalamus qui fait lui aussi partie du système limbique (figure 10) avec les amygdales et les hippocampes [20]. Une

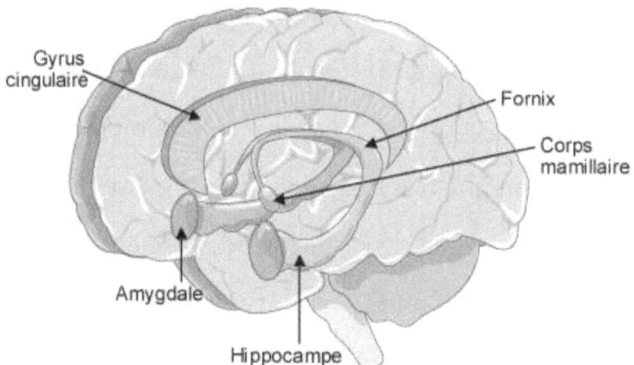

Figure 5: Représentation schématique des amygdales situées en arrière à droite et à gauche de l'hypophyse qui est une structure unique et médiane non représentée ici [195]

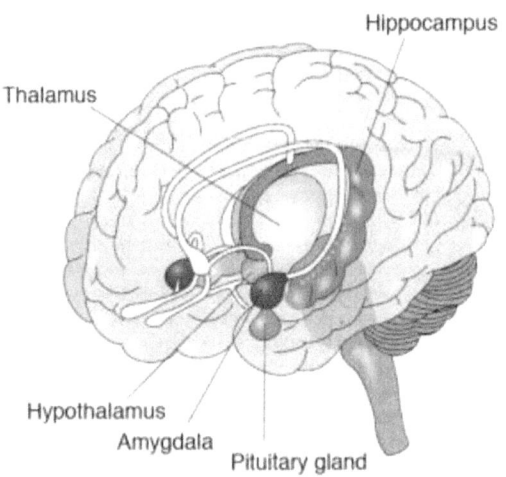

Figure 6: Représentation schématique du système limbique [196]

fois la menace passée, l'amygdale envoie les informations de ce qui s'est déroulé vers le cortex préfrontal qui stocke l'évènement en mémoire en vue de futures évènements similaires, ce qui permettra une réponse future plus rapide [21]. Parmi les hormones sécrétées par les glandes surrénales pour faire face à la menace : l'adrénaline qui a un rôle dans la régulation du rythme cardiaque, la dilatation des vaisseaux etc... Il y a également la noradrénaline qui augmente le rythme cardiaque, l'apport de sang aux muscles et la libération du glucose des zones dans lesquelles il est stocké. Il y aussi libération de cortisol qui augmenter le taux de sucre dans le sang [22]. C'est ce déluge hormonal qui permettra à l'individu de réagir face à la menace. Après un évènement effrayant, l'amygdale et l'hippocampe gardent une trace de ce qu'il s'est passé : il s'agit de la plasticité synaptique. Dans le futur, lorsque l'individu se rappellera de l'évènement et de ce qui s'est passé, c'est la zone de l'hippocampe qui sera stimulée [23]. Cette plasticité neuronale et cette mémoire des évènements passés sont engendrées par l'activation de circuits neuronaux bien spécifiques (figure 11). Plus ces circuits sont développés, plus le sentiment de peur et de danger est grand. Les réactions de l'individu en sont également décuplées et disproportionnées, c'est le cas dans les phobies [17], [24].

Par exemple, des scanners IRM de patients phobiques ont montré que leurs amygdales étaient plus volumineuses que la moyenne et que les systèmes neuronaux en rapport étaient très développés car sursollicités, ce qui engendre

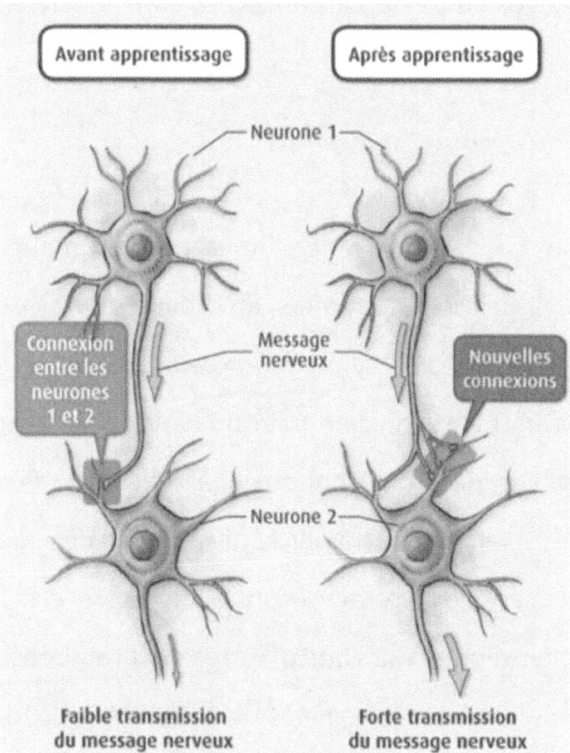

Figure 7: Schéma illustrant le fonctionnement de la plasticité neuronale : avec l'entrainement les circuits neuronaux sollicités se développent et forment de nouvelles synapses [197]

des réponses somatiques inadéquates et disproportionnées [25]. Par ailleurs, des études menées sur les rats ont montré que des rats avec des amygdales non fonctionnelles n'avaient plus peur du danger. C'est également le cas d'une autre étude portant sur des rats atteints de toxoplasmose. La toxoplasmose a pour effet d'arrêter l'activité des amygdales, les chercheurs se sont alors rendus compte que les rats malades ne cherchaient plus à éviter les chats et que même parfois ils allaient jusqu'à les chercher. Cela se terminait souvent mal pour les rats qui du coup se faisaient tuer par les chats [26]. Par ailleurs, d'autres études ont montré que certaines zones spécifiques du cerveau (le gyrus fusiforme et les gyri temporaux supérieur et inférieur) s'activaient lorsque des individus sont exposées à des visages de personnes effrayées comparativement à des visages neutres [27].

4. Les différentes échelles d'évaluation

La stomatophobie se caractérise par une peur panique et une anxiété déraisonnée vis-à-vis des soins dentaires, du cabinet dentaire ou du dentiste lui-même. On parle de *dental anxiety* ou *dental fear* en anglais. Il est pertinent de quantifier cette peur et cette anxiété pour pouvoir départager les gens et aider à poser un diagnostic de stomatophobie par exemple. Pour cela, plusieurs échelles visant à évaluer et déterminer le niveau d'anxiété des patients ont vu le jour au cours des années, certaines font encore référence aujourd'hui dans les publications scientifiques alors que d'autres sont tombées dans l'oubli. Nous allons nous intéresser ici aux principales échelles d'évaluation et cela dans un ordre chronologique.

4.1) L'échelle visuelle analogique EVA

Il s'agit de l'échelle d'évaluation la plus simple. Elle consiste en une petite réglette de 10 cm de long graduée à intervalles identiques (figure 12). Avec une mention à chaque extrémité de la réglette : « aucune anxiété notable » à l'une des extrémités et « pire anxiété imaginable » à l'autre [28]. Il est alors demandé au patient de déplacer le curseur le long de la réglette pour savoir dans quel état de stress il est présentement. Cette échelle a tout d'abord été utilisée pour l'évaluation de la douleur dans le milieu médical. Cependant, les publications scientifiques montrent son efficacité et sa pertinence à évaluer l'anxiété dentaire chez les patients [28]–[30].

En effet, comparativement à une échelle qui fait référence (CDAS exposé ci-dessous), les résultats obtenus étaient similaires avec une forte corrélation entre les deux échelles. Par conséquent, l'échelle visuelle analogique est un bon indicateur pour estimer le niveau d'anxiété du patient dans le moment présent. De plus, elle est facile à mettre en œuvre en clinique et peut contribuer au bon déroulement du soin dans le sens où le patient sent que ses craintes sont prises en considération. Il existe plusieurs supports : la réglette en plastique avec le curseur évoqué ci-dessus mais il existe également une version papier où la réglette est imprimée sur une feuille et le patient doit cocher l'endroit de la réglette correspondant à son niveau d'anxiété. L'interprétation de la réglette est la suivante : à partir de 5,1 cm le patient est dans le domaine de l'anxiété et à partir de 7 cm on entre dans le domaine de la phobie [30].

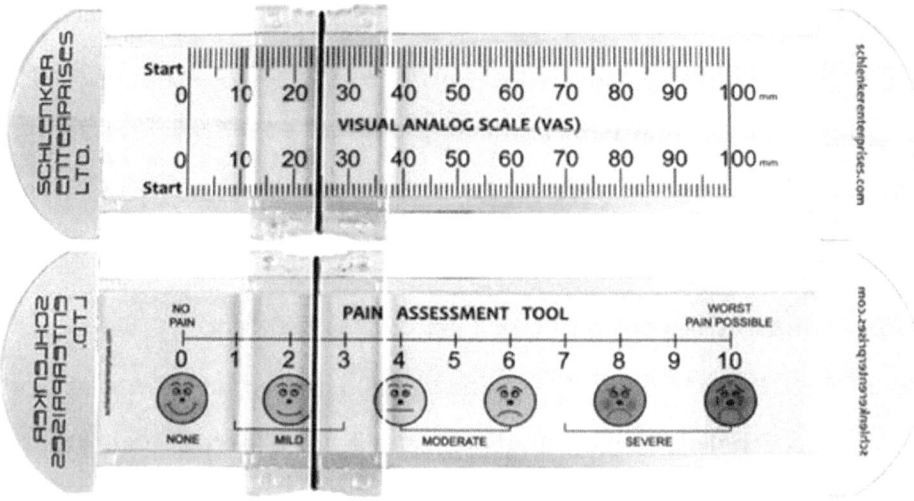

Figure 8: Exemple d'une échelle visuelle analogique ici utilisée pour la détermination du niveau de douleur [198]

4.2) Corah's Dental Anxiety Scale CDAS

Le *Corah's Dental Anxiety Scale* - CDAS (figure 13) a été inventé par le docteur Norman Corah en 1969. Il s'agit d'un questionnaire simple, composé de quatre questions avec pour chacune d'elle cinq réponses possibles. Chaque possibilité de réponse est associée à un score allant de 1 à 5 et le score total après avoir répondu aux quatre questions indique au dentiste le niveau d'anxiété du patient [31], [32].

Un patient est considéré comme étant anxieux à partir du score de 9. Cette échelle d'évaluation a longtemps fait référence par sa simplicité d'utilisation. De plus, elle est beaucoup plus spécifique que l'échelle visuelle analogique car les questions posées au patient sont cadrées sur son ressenti dans des situations de soins hypothétiques mais bien précises. Cependant, elle fait aussi l'objet de critiques car les questions sont jugées trop longues et difficiles à comprendre pour certains patients. Par ailleurs, les possibilités de réponses ne sont pas standardisées ce qui induit des ambivalences pouvant conduire à un résultat faussé.

Par exemple, dans trois des quatre questions les possibilités de réponse « *tense* » et « *anxious* » sont proposées, or il ne s'agit pas d'un continuum mais bien de deux notions différentes l'une étant une réponse physiologique et l'autre une réponse émotionnelle [31]. Par conséquent, il n'y a pas une notion supérieure à l'autre en intensité vu qu'il ne s'agit pas de la même chose. Cependant, la réponse « *anxious* » a une pondération supérieure à « *tense* » comme s'il s'agissait d'un continuum. Cela introduit donc un biais et peut affecter la fiabilité des résultats.

Corah's Dental Anxiety Scale, Revised (DAS-R)

Name_____Date _____

Norman Corah's Dental Questionnaire

1. If you had to go to the dentist tomorrow for a check-up, how would you feel about it?

    a. I would look forward to it as a reasonably enjoyable experience.
    b. I wouldn't care one way or the other.
    c. I would be a little uneasy about it.
    d. I would be afraid that it would be unpleasant and painful.
    e. I would be very frightened of what the dentist would do.

2. When you are waiting in the dentist's office for your turn in the chair, how do you feel?

    a. Relaxed.
    b. A little uneasy.
    c. Tense.
    d. Anxious.
    e. So anxious that I sometimes break out in a sweat or almost feel physically sick.

3. When you are in the dentist's chair waiting while the dentist gets the drill ready to begin working on your teeth, how do you feel?

    a. Relaxed.
    b. A little uneasy.
    c. Tense.
    d. Anxious.
    e. So anxious that I sometimes break out in a sweat or almost feel physically sick.

4. Imagine you are in the dentist's chair to have your teeth cleaned. While you are waiting and the dentist or hygienist is getting out the instruments which will be used to scrape your teeth around the gums, how do you feel?

    a. Relaxed.
    b. A little uneasy.
    c. Tense.
    d. Anxious.
    e. So anxious that I sometimes break out in a sweat or almost feel physically sick.

Scoring the Dental Anxiety Scale, Revised (DAS-R)
(this information is not printed on the form that patients see)
    a = 1, b = 2, c = 3, d = 4, e = 5   Total possible = 20

Anxiety rating:
- 9 - 12 = moderate anxiety but have specific stressors that should be discussed and managed
- 13 - 14 = high anxiety
- 15 - 20 = severe anxiety (or phobia). May be manageable with the Dental Concerns Assessment but might require the help of a mental health therapist.

Figure 9: Corah's Dental Anxiety Scale CDAS [199]

4.3) Dental Fear Survey DFS

Le *Dental Fear Survey - DFS* (figure 14) a été élaboré par Ronald Kleinknecht en 1973. Il s'agissait d'un questionnaire contenant 27 questions. Les questions ont ensuite étaient réduites au nombre de 20 en 1984 pour rendre le questionnaire moins lourd.

Les questions sont en rapport avec l'évitement du soin, les réactions physiologiques face aux traitements dentaires ainsi qu'avec la peur induite par tel ou tel traitement [31], [32]. C'est un questionnaire beaucoup plus complet que le questionnaire de Corah (CDAS) qui ne comporte que quatre questions. Cependant, le DFS à l'origine n'était pas destiné à être utilisé comme une échelle de mesure de l'anxiété. Son objectif original était seulement d'aider le praticien à identifier les facteurs provoquant de l'anxiété chez le patient [31]. Son usage a été donc largement détourné pour en faire un outil de mesure de l'anxiété qui aujourd'hui est largement utilisé dans le monde.

Certains scientifiques et cliniciens ont donc associé des scores aux questions pour en faire une échelle de mesure de l'anxiété. Les scores vont donc de 1 à 5 pour chaque question et comme il y en a 20, le score total varie de 20 à 100. Cela est sensé donné une indication sur l'état d'anxiété du patient mais ces scores sont en réalité faussés car l'objectif du DFS n'était pas celui-là originellement. Ainsi, 25% du score final représente les réactions physiologiques et 60% du score final correspond aux réactions à des stimuli spécifiques ce qui est disproportionné [31].

En résumé le DFS n'aurait pas dû être utilisé par certains comme échelle de mesure de l'anxiété car les résultats obtenus ne sont pas fiables étant donné que le questionnaire a été originellement construit dans le but d'aider les praticiens à identifier les éléments déclencheurs d'anxiété. Il convient donc de ne plus utiliser le DFS à des fins de mesure de l'anxiété.

Kleinknecht Dental Fear Survey (DFS)

Name _____

Date _____

The items in this questionnaire refer to various situations, feelings, and reactions related to dental work. Please rate your feeling or reaction on these items by *circling the number* (1, 2, 3, 4, or 5) of the category which most closely corresponds to your reaction.

1. Has fear of dental work ever caused you to put off making an appointment?

1	2	3	4	5
never	once or twice	a few times	often	nearly every time

2. Has fear of dental work ever caused you to cancel or not appear for an appointment?

1	2	3	4	5
never	once or twice	a few times	often	nearly every time

When having dental work done:

3. My muscles become tense

1	2	3	4	5
never	once or twice	a few times	often	nearly every time

4. My breathing rate increases

1	2	3	4	5
never	once or twice	a few times	often	nearly every time

5. I perspire

1	2	3	4	5
never	once or twice	a few times	often	nearly every time

6. I feel nauseated and sick to my stomach

1	2	3	4	5
never	once or twice	a few times	often	nearly every time

7. My heart beats faster

1	2	3	4	5
never	once or twice	a few times	often	nearly every time

Following, is a list of things and situations that many people mention as being somewhat anxiety or fear producing. Please rate how much fear, anxiety, or unpleasantness each of them causes you. Circle the numbers 1-5, from the following scale, "1" being very relaxed and "5" being so anxious you feel ill. (If it helps, try to imagine yourself in ach of these situations and describe what your common reaction is.)

8. Making an appointment for dentistry	1	2	3	4	5
9. Approaching the dentist's office	1	2	3	4	5
10. Sitting in the waiting room	1	2	3	4	5
11. Being seated in the dental chair	1	2	3	4	5
12. The smell of the dentist's office	1	2	3	4	5
13. Seeing the dentist walk in	1	2	3	4	5
14. Seeing the anesthetic needle	1	2	3	4	5
15. Feeling the needle injected	1	2	3	4	5
16. Seeing the drill	1	2	3	4	5
17. Hearing the drill	1	2	3	4	5
18. Feeling the vibrations of the drill	1	2	3	4	5
19. Having your teeth cleaned	1	2	3	4	5
20. All things considered, how fearful are you of having dental work done?	1	2	3	4	5

Figure 10: Dental Fear Survey DFS [199]

4.4) *Dental Concerns Assessment DCA*

Le *Dental Concerns Assessment* (figure 15) est en réalité un complément au questionnaire de Corah. En effet, en 1993 Clarke et Rustvold de l'université des sciences de la santé d'Oregon (Etats Unis) ont mis à jour le questionnaire de Corah.

Les questions originales ont été préservées mais une seconde partie a été ajoutée pour aider les praticiens et les patients à identifier quel traitement causait le plus d'anxiété [33]. Ainsi, 26 sources potentielles d'anxiété ont été identifiées et pour chacun des items le patient a le choix entre quatre réponses à savoir : faible, modéré ou haut niveau d'anxiété et je ne sais pas.

En effet, dans un cabinet dentaire, les sources de stress peuvent être multiples : le son des instruments, les odeurs des produits, les aiguilles etc... Cela fait partie des items proposés. Il y a aussi le fait de ne pas être écouté et la sensation de perte de contrôle. Avec le DCA, les patients ont également la possibilité de rajouter un facteur de stress et d'anxiété qui ne serait pas sur la liste.

DENTAL CONCERNS ASSESSMENT*

Please rank your concerns or anxiety over the dental procedures listed below by ranking them on the accompanying scale. Please fill in any additional concerns.

Level of Concern or Anxiety

	Low	Moderate	High	Don't know
1. Sound or vibration of the drill	1	2	3	4
2. Not being numb enough	1	2	3	4
3. Dislike the numb feeling	1	2	3	4
4. Injection ("novocaine")	1	2	3	4
5. Probing to assess gum disease	1	2	3	4
6. The sound or feel of scraping during teeth cleaning	1	2	3	4
7. Gagging, for example during impressions of the mouth	1	2	3	4
8. X-rays	1	2	3	4
9. Rubber dam	1	2	3	4
10. Jaw gets tired	1	2	3	4
11. Cold air hurts teeth	1	2	3	4
12. Not enough information about procedures	1	2	3	4
13. Root canal treatment	1	2	3	4
14. Extraction	1	2	3	4
15. Fear of being injured	1	2	3	4
16. Panic attacks	1	2	3	4
17. Not being able to stop the dentist	1	2	3	4
18. Not feeling free to ask questions	1	2	3	4
19. Not being listened to or taken seriously	1	2	3	4
20. Being criticized, put down, or lectured to	1	2	3	4
21. Smells in the dental office	1	2	3	4
22. I am worried that I may need a lot of dental treatment	1	2	3	4
23. I am worried about the cost of the dental treatment I may need	1	2	3	4
24. I am worried about the number of appointments and the time that will be required for necessary appointments and treatment; time away from work, or the need for childcare or transportation	1	2	3	4
25. I am embarrassed about the condition of my mouth	1	2	3	4
26. I don't like feeling confined or not in control	1	2	3	4

Other (Use other side if needed):

*Developed by J.H. Clarke and S. Rustvold, Oregon Health Sciences University School of Dentistry, 1993 [revised 1998]

Figure 11: Dental Concerns Assessment DCA [199]

4.5) Modified Dental Anxiety Scale MDAS

Le Modified Dental Anxiety Scale - MDAS (figure 16) a été mis au point en 1995 par le Professeur Gerald Humphris de l'université Saint Andrews en Ecosse.

Le fondement du MDAS est le questionnaire de Corah. Cependant, des changements et des améliorations y ont été apportés. Par exemple, les questions ont été simplifiées pour une meilleure compréhension par les patients et une cinquième question a été rajoutée [31], [34]. Cette question concerne l'injection d'anesthésiques locaux qui reste une étape souvent très anxiogène pour les patients.

Les questions ont également été raccourcies mais la signification a été préservée. Aujourd'hui, le MDAS est très populaire et il est autant utilisé si ce n'est plus que le questionnaire de Corah. L'avantage réside principalement dans le fait que les questions sont un peu plus courtes et aussi plus simples à comprendre.

Le MDAS comporte donc cinq questions avec chacune cinq possibilités de réponse suivant un gradient : *not, slightly, fairly, very, extremely anxious*. La reponse *Not anxious* vaut 1 point alors que la reponse *extremely anxious* en vaut 5. Pour obtenir le score final, il faut faire la somme des points obtenus aux 5 questions.

A partir de 19, le patient est considéré comme susceptible d'être stomatophobe [34]. Un certain nombre de défauts inhérents au questionnaire de Corah ont donc été résolus. En effet les questions ont été simplifiées et raccourcies et les possibilités de réponse aux questions ont été revues pour être standardisées et pour prendre la forme d'un gradient [31]. Ainsi, les cinq possibilités de réponse peuvent être pondérés de manière croissante sans prendre le risque d'altérer le résultat final.

CAN YOU TELL US HOW ANXIOUS YOU GET, IF AT ALL, WITH YOUR DENTAL VISIT?

PLEASE INDICATE BY INSERTING 'X' IN THE APPROPRIATE BOX

1. **If you went to your Dentist for TREATMENT TOMORROW, how would you fe**

   Not Anxious ☐   Slightly Anxious ☐   Fairly Anxious ☐   Very Anxious ☐   Extremel Anxious

2. **If you were sitting in the WAITING ROOM (waiting for treatment), how would**

   Not Anxious ☐   Slightly Anxious ☐   Fairly Anxious ☐   Very Anxious ☐   Extremel Anxious

3. **If you were about to have a TOOTH DRILLED, how would you feel?**

   Not Anxious ☐   Slightly Anxious ☐   Fairly Anxious ☐   Very Anxious ☐   Extremel Anxious

4. **If you were about to have your TEETH SCALED AND POLISHED, how would**

   Not Anxious ☐   Slightly Anxious ☐   Fairly Anxious ☐   Very Anxious ☐   Extremel Anxious

5. **If you were about to have a LOCAL ANAESTHETIC INJECTION in your gum an upper back tooth, how would you feel?**

   Not Anxious ☐   Slightly Anxious ☐   Fairly Anxious ☐   Very Anxious ☐   Extremel Anxious

---

Instructions for scoring (remove this section below before copying for use with patients)

The Modified Dental Anxiety Scale. Each item scored as follows:

Not anxious = 1
Slightly anxious = 2
Fairly anxious = 3
Very anxious = 4
Extremely anxious = 5

Total score is a sum of all five items, range 5 to 25: Cut off is 19 or above which indicates a highly dentally anxious patient, possibly dentally phobic

Figure 12: Modified Dental Anxiety Scale MDAS [34]

4.6) Dental Anxiety Inventory DAxI/S-DAI

Le Dental Anxiety Inventory DAI aussi connu sous le nom de DAxI pour ne pas le confondre avec le *Dental Aesthetic Index* (mesurant l'esthétique du sourire) a été mis au point par Stouthard en 1995. Il s'agit d'un questionnaire composé de 36 questions articulées autour de trois grandes notions ayant une importance et un impact dans la phobie dentaire [31].

La première notion est celle de la temporalité. En effet, l'auteur a considéré que la nature et la puissance de l'anxiété variaient selon la proximité temporelle du rendez-vous dentaire.

La deuxième notion est une notion de mise en situation où l'on retrouve des questions concernant le ressenti du patient à propos des phases préparatoires du soin, de l'interaction avec le dentiste et du soin en tant que tel. La dernière notion correspond à des questions plutôt axées sur les réactions des patients face à l'anxiété ou à la peur.

Un des inconvénients majeurs de cette approche, basée sur des notions centrales desquelles découlent plusieurs questions, est que cela conduit à un questionnaire beaucoup trop long et complexe pour être utilisé en pratique quotidienne [31]. C'est pour cette raison que ce questionnaire n'est plus utilisé à grande échelle à l'heure actuelle [35]. Cependant, le créateur du DAxI avait anticipé ce problème et a développé en parallèle une version raccourcie de neuf questions (figure 17) connue sous le nom de *Dental Anxiety Inventory Short DAI-S*. Cette version est encore largement utilisée aujourd'hui et son efficacité à rendre compte de l'anxiété des patients est prouvée [36]. Les possibilités de réponses pour chacune des neuf questions sont identiques et consistent en une échelle numérique allant de 1 à 5. Par conséquent, les scores possibles au DAI-S vont de 9 (pas anxieux du tout) à 45 (extrêmement anxieux) [37].

Item	Description
1	I become nervous when the dentist invites me to sit down in the chair
2	When I know the dentist is going to extract a tooth, I am already afraid in the waiting room
3	When I think of the sound of the drilling machine on my way to the dentist, I would rather go back
4	I want to walk out of the waiting room the moment I think the dentist will not explain what she/he is going to do in my mouth
5	As soon as the dentist gets the needle ready for the anaesthetic, I shut my eyes tight
6	In the waiting room, I sweat or freeze when I think of sitting down in the dentist's chair
7	On my way to the dentist, I get anxious at the thought that she/he will have to drill
8	When I am sitting in the dentist's chair not knowing what is going on in my mouth, I break into a cold sweat
9	On my way to the dentist, the idea of being in the chair already makes me nervous

Figure 13: Dental Anxiety Index Short DAI-S [37]

4.7) Index of Dental Anxiety and Fear IDAF-4C+

En 2010, le Professeur Jason Armfield a mis au point l'IDAF-4C+ (figure 18). Il s'agit d'une nouvelle échelle de mesure du niveau d'anxiété des patients mais c'est aussi davantage que cela. L'intention du Professeur Armfield était de réaliser une échelle de mesure de l'anxiété revisitée et améliorée en accord avec les théories psychologiques contemporaines [38]. Selon Armfield, la composante cognitive était absente ou insuffisante avec les autres échelles.

C'est pour cela qu'en plus de fournir une simple échelle de mesure de l'anxiété, l'auteur a voulu en faire un véritable outil permettant de diagnostiquer les patients phobiques. C'est en cela que son échelle s'inspire donc des manuels de psychiatrie comme le DSM (manuel diagnostique et statistique des troubles mentaux) pour pouvoir poser un diagnostic à visée psychiatrique [39]. En effet, l'utilisation d'un tel outil dans le champ de la recherche pourrait aider à améliorer la compréhension des différents facteurs causant la stomatophobie et pourrait également dépeindre une meilleure estimation de la prévalence de la stomatophobie.

L'IDAF-4C+ est donc l'une des échelles la plus récente et la plus aboutie et qui propose de diagnostiquer les patients stomatophobes avec des méthodes issues de la psychiatrie à travers l'utilisation du DSM dans sa conception.

Cette échelle se compose de trois modules, un module s'intéressant à l'anxiété et à la peur, un autre module à propos de la phobie et enfin un dernier module sur les stimuli provoquant la peur et l'anxiété [38].

Le terme 4C correspond aux quatre composants de la peur (émotionnel, comportemental, psychologique et cognitif) et le sigle « + » fait référence aux deux autres modules sur la phobie et les stimuli, le module sur la peur étant le module principal [35].

L'approche par modules permet aux chercheurs et aux cliniciens de se focaliser sur le module qui les intéresse. Le module principal évalue donc le niveau général d'anxiété et de peur. Le module traitant de la phobie est intéressant à utiliser lorsqu'un diagnostic préliminaire de stomatophobie est recherché, ce dernier étant par la suite à affiner avec les informations cliniques et l'aide d'une personne qualifiée en psychologie.

Enfin le dernier modules fournit des informations sur les stimuli susceptibles de provoquer de l'anxiété chez le patient. Plusieurs publications scientifiques ont reconnu la validité et la fiabilité de l'IDAF-4C+ qui est d'ailleurs utilisé dans plusieurs pays et traduit en plusieurs langues [35], [38], [40], [41].

The Index of Dental Anxiety and Fear (IDAF-4C⁺)

The following questions relate to how you feel about going to the dentist.

1. How much do you agree with the following statements?	Disagree	Agree a little	Somewhat agree	Moderately agree	Strongly agree
(a) I feel anxious shortly before going to the dentist.					
(b) I generally avoid going to the dentist because I find the experience unpleasant or distressing.					
(c) I get nervous or edgy about upcoming dental visits.					
(d) I think that something really bad would happen to me if I were to visit a dentist.					
(e) I feel afraid or fearful when visiting the dentist.					
(f) My heart beats faster when I go to the dentist.					
(g) I delay making appointments to go to the dentist.					
(h) I often think about all the things that might go wrong prior to going to the dentist.					

2. Do the following statements apply to you?	YES	NO
(a) Going to the dentist is actively avoided or else endured with intense fear or anxiety.		
(b) My fear of going to the dentist has been present for at least 6 months.		
(c) My fear, anxiety or avoidance of going to the dentist significantly affects my life in some way (dental pain, avoiding eating some foods, embarrassed or self-conscious about appearance of teeth or mouth, etc.).		
(d) I am afraid of going to the dentist because I am concerned I may have a panic attack (abrupt fear with sweating, pounding heart, fear of dying or losing control, chest pain etc.).		
(e) I am afraid of going to the dentist because I am generally highly self-conscious or concerned about being watched or judged in social situations.		

3. To what extent are you anxious about the following things when you go to the dentist?	Not at all	A little	Somewhat	Moderately	Very much
(a) Painful or uncomfortable procedures					
(b) Feeling embarrassed or ashamed					
(c) Not being in control of what is happening					
(d) Feeling sick, queasy or disgusted					
(e) Numbness caused by the anesthetic					
(f) Not knowing what the dentist is going to do					
(g) The cost of dental treatment					
(h) Needles or injections					
(i) Gagging or choking					
(j) Having an unsympathetic or unkind dentist					

Figure 14: Index of Dental Anxiety and Fear IDAF-4C+ [200]

III) Prévention

1) Etat des lieux

La stomatophobie s'installe de façon insidieuse chez les patients. En effet, personne ne nait avec la phobie du dentiste, il s'agit d'une construction mentale multifactorielle. Comme nous le verrons plus loin, la mise en présence de l'enfant avec le chirurgien-dentiste dès le plus jeune âge (1 an) est un moyen de prévenir l'apparition de la stomatophobie. [42]

Malheureusement, il arrive que cette mise en contact du jeune enfant avec le professionnel soit trop tardive voire inexistante dans certains cas. Bien souvent la première consultation est faite avec un motif d'urgence (syndrome du septum, abcès sur dent temporaire etc…) et donc avec la notion d'inconfort et surtout de douleur et d'expérience désagréable qui vont marquer le jeune patient.

A cela s'ajoute les représentations sociales de la profession de chirurgien-dentiste qui inconsciemment ou non sont transmises par leurs parents aux jeunes patients. Il est fréquent d'entendre « je n'aime pas le dentiste », « je ne vous dis pas à bientôt » ou bien des parents brandissant la visite chez le dentiste telle une menace.

Par ailleurs certains praticiens ne sont pas à l'aise avec l'odontologie pédiatrique et/ou ne soignent des enfants que de façon occasionnelle, certains instaurent une limite d'âge arbitraire et d'autres ne prennent tout simplement pas les enfants. Tout cela participe au développement et au renforcement de la stomatophobie. Face à ce constat il faut se pencher sur l'histoire de la prévention bucco-dentaire en France pour obtenir des éléments de réponse.

La prévention bucco-dentaire en France fait partie de l'histoire récente du pays et appartient au 21ème siècle. En effet, il faudra attendre 1998 pour la mise en application du premier programme de prévention connu sous le nom de « bilan bucco-dentaire » [43][44]. Ce programme prévoit pour les adolescents de 15 à 18 ans une visite de pédagogie et de dépistage chez le dentiste remboursée à 100% par la sécurité sociale. Les soins éventuels qui découlent de cette visite sont eux aussi remboursés à 100% par la sécurité sociale [45]. Avant cette date, il n'existait pas de programme de prévention bucco-dentaire. Cependant, à l'âge de 15 ans, il est trop tard pour avoir un contact précoce entre le praticien et le patient. Bien souvent à cet âge, les croyances, les mauvaises habitudes d'hygiène bucco-dentaire mais aussi des problèmes plus lourds sont déjà installés. Toutefois, l'assurance maladie a élargi le public cible en mars 2003 en ouvrant le bilan bucco-dentaire aux jeunes de 13 à 18 ans [46].

Bien que cette modification soit marginale et ne permette pas de changement de paradigme, elle reste néanmoins favorable. Ce programme mis en place en 1998 rencontrera un succès mitigé au fil des ans avec un taux de participation allant de 10 à 30% selon les régions [47].

Les raisons expliquant ces faibles taux de participation sont multiples. Les campagnes de communication et d'information à propos de ce dispositif étaient peu nombreuses [47]. De plus, il n'y avait pas de dispense d'avance des frais lorsque des soins étaient nécessaires donc cela aussi a été un frein à l'essor du dispositif notamment auprès de la population défavorisée qui pourtant constituait le cœur de cible du bilan bucco-dentaire[45], [47]. Il a d'ailleurs été montré que les jeunes qui bénéficiaient le plus du programme étaient les jeunes issus de milieux plutôt aisés ou classe moyenne supérieure [47].

Ce n'est qu'en 2007 que la 2ème génération du programme entre en vigueur sous le nom de « M'T dents » (figure 19). Les modalités sont les mêmes que dans l'ancienne version avec un examen bucco-dentaire pris en charge à 100% par l'assurance maladie ainsi que la prise en charge à 100% des soins consécutifs à l'examen dès lors qu'ils sont réalisés dans les 3 mois suivants l'examen bucco-dentaire et qu'ils sont terminés dans les 6 mois suivants le début des soins [48].

Les différences avec le programme antérieur sont au nombre de trois. La dispense d'avance des frais est mise en place ce qui favorisera le recours au dispositif, une très forte promotion du programme est favorisée et le public cible est élargi de façon conséquente.

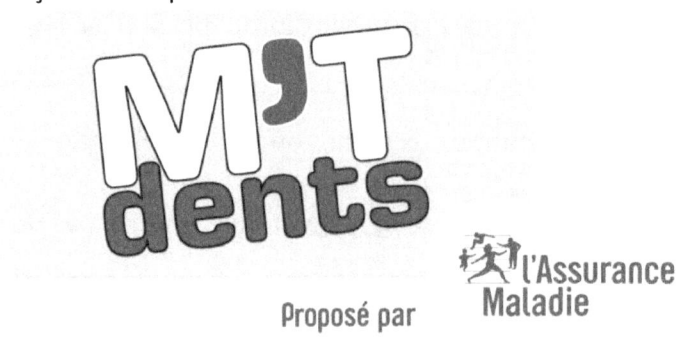

Figure 15: Logo du programme M'T dents de la CPAM [201]

En effet le nouveau bilan bucco-dentaire s'adresse désormais aux enfants et adolescents de 6, 9, 12, 15 et 18 ans. Le programme M'T dents connaitra deux phases d'élargissement supplémentaires.

En 2018, il sera étendu aux jeunes de 21 et 24 ans [49] et en 2019 aux enfants de 3 ans [50].

Dans l'ensemble, le bilan en terme de santé orale du programme M'T dents est positif, il contribue à améliorer la santé orale des jeunes, cependant quelques réserves peuvent être émises.

En effet, comme dans l'ancien programme, les populations ayant le plus besoin de soins dentaires ne participent pas davantage au programme et lorsqu'elles le font le taux de renoncement au soin est important [48].

Face à ce constat la sécurité sociale en partenariat avec divers acteurs locaux a mis en place dans le cadre du plan de lutte contre la pauvreté des actions de prévention directement dans les classes de zones d'éducation prioritaires. Ces actions consistent à enseigner l'hygiène bucco-dentaire ainsi que les bonnes habitudes alimentaires et suivant les régions des dépistages peuvent également être réalisés.

En 2014-2015 environ 1100 classes avaient bénéficiées de telles actions [51], [52]. L'idée derrière ces actions était d'aller directement au contact des jeunes qui ne se présentent pas d'eux même au bilan bucco-dentaire.

En complément de cela et pour tenter traiter les problèmes en amont, la sécurité sociale à mis en place fin 2013 un bilan bucco-dentaire destiné à la femme enceinte [53]. Cet examen pourra être réalisé à partir du 4ème mois de grossesse et jusqu'au 12ème jour après l'accouchement. Le but étant de conseiller la patiente en matière d'hygiène bucco-dentaire et de lui fournir les informations nécessaires à la bonne santé orale de l'enfant à naitre. Un bilan des soins éventuels sera réalisé mais ceux-ci seront remboursés selon les conditions de prise en charge habituelles.

En conclusion, les programmes de prévention bucco-dentaire en France sont un sujet de préoccupation récent des pouvoirs publics à l'échelle de l'histoire. Des millions d'adultes ont grandi sans bénéficier d'aucune prévention concernant la santé orale. Dans ces conditions bien souvent les visites chez le dentiste sont synonymes de peur et d'appréhension car trop souvent liées à des consultations d'urgence avec une forte symptomatologie. Les visites de routine et de contrôle n'étaient pas la norme à l'époque. Tout cela forme un terreau favorable à l'émergence de la stomatophobie. Par ailleurs ces mêmes adultes vont par la suite transmettre leur peur du dentiste à leur enfants. On peut donc regretter que la prévention bucco-dentaire ne soit arrivée que trop tard en France.

Par ailleurs il convient de noter qu'il aura fallu attendre 2019 pour que le bilan bucco-dentaire concerne les enfants de 3 ans. Or pour lutter efficacement contre la stomatophobie un contact précoce (vers l'âge d'un an), serein et régulier est nécessaire entre le chirurgien-dentiste et le jeune patient. L'histoire de la prévention bucco-dentaire en France montre que les mesures prises sont insuffisantes et aussi très récentes pour permettre une lutte efficace contre la stomatophobie.

2) Les disparités selon les pays et le contexte d'exercice

En matière de prévention bucco-dentaire, tous les pays n'ont pas les mêmes politiques et cela conduit à des perceptions différentes de la santé orale et du chirurgien-dentiste dans la population.

L'apparition de la stomatophobie est liée à la qualité et à l'inclusivité des politiques de prévention menées. Par exemple au Canada les enfants sont mis en contact très tôt avec les dentistes et ce contact perdure tout au long de la scolarité. Les recommandations officielles tirées du site du gouvernement Canadien et du site de l'Association Dentaire Canadienne sont claires : la première visite chez le dentiste doit être faite à 1 an ou 6 mois après l'éruption de la première dent de lait [42], [54] (figure 20).

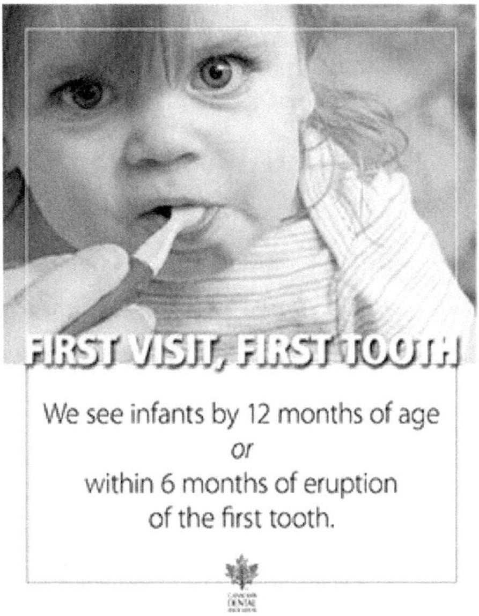

Figure 16: Campagne d'information de l'Association Dentaire Canadienne (ADA) à destination des parents [42]

Par ailleurs, dans la province de Québec, tous les enfants de maternelle sont dépistés pour d'éventuels problèmes dentaires avec des rendez-vous de prévention réguliers au cours de leur scolarité. Ainsi, les enfants ayant été identifiés comme présentant un haut risque carieux bénéficient en plus d'au moins 2 rencontres par an avec une hygiéniste dentaire [55], [56].

Le Canada est d'ailleurs placé parmi les meilleurs pays de l'OCDE en terme de santé orale de sa population et d'indice CAOD chez les enfants et adolescents [57]. Environ 75% des canadiens ont pour habitude de consulter leur dentiste au moins une fois par an. La prévention bucco-dentaire s'effectue sur plusieurs niveaux.

Au niveau fédéral avec des subventions (846 millions de dollars en 2015) qui vont servir à financer les soins dentaires des plus défavorisés mais aussi les programmes de prévention des gouvernements provinciaux et des municipalités [57]. Par ailleurs il existe également un consortium constitué de la plupart des acteurs dentaires (les praticiens, les assurances, l'industrie, le monde académique et le gouvernement) nommé le *Canadian Oral Health Roundtable*. Ce consortium a pour but de promouvoir la santé orale à travers des actions de prévention. Il poursuit notamment trois objectifs qui sont la fluoration de l'eau dans les municipalités, le développement des soins dentaires pour les ainés en résidence de longue durée (*long-term care units*) et la promotion de programmes éducatifs à destination des enfants et de leurs parents [58], [59].

A l'échelle provinciale, plusieurs actions de promotion de la santé orale sont organisées. Par exemple, en Colombie Britannique il existe un programme bi annuel (nommé *Your Dental Health*) mis en œuvre par la British Columbia Dental

Association à destination du grand public pour enseigner les bonnes techniques d'hygiène et aussi pour inciter à consulter régulièrement un professionnel [60].

En Alberta deux cliniques dentaires mobiles ont été mises en place pour amener l'offre de soin directement chez ceux qui en ont le plus besoin [61]. Dans le Manitoba un programme nommé *Healthy Smile Happy Child* a pour objectif d'impliquer les communautés dans la lutte contre la carie précoce de l'enfant et de promouvoir la santé orale chez les jeunes enfants [62]. En Ontario il existe des campagnes télévisées (TVOkids) pour sensibiliser les jeunes aux bonnes habitudes d'hygiène orale et pour souligner l'importance de l'implication des parents notamment dans le brossage des dents des jeunes enfants [63]. On pourrait citer plusieurs autres programmes car en réalité la plupart des provinces mettent en œuvre des programmes de prévention bucco-dentaire à destination des populations vulnérables notamment les jeunes mais aussi les ainés.

Le Canada est un pays proactif en matière de prévention bucco-dentaire avec des initiatives venant de plusieurs acteurs aussi bien fédéraux et provinciaux que privés avec la participation parfois des universités, des assureurs et aussi des industriels. Ces différents acteurs savent se coordonner et s'organiser et cela depuis de nombreuses années pour promouvoir la santé orale sur tout le territoire canadien avec le soutien des différentes associations dentaires. Toutes ces actions mises en place ont permis d'améliorer significativement la santé orale des canadiens de 1970 à nos jours.

Pour illustrer cette amélioration on peut citer les chiffres issus du *Canadian Health Measures Survey*. De 1970 à nos jours on est passé de 49,5% à 74,5% de la population se rendant au moins une fois par an chez le dentiste. Le pourcentage d'enfants avec au moins une dent cariée est passé de 74% à 23,6%, le même pourcentage concernant les adolescents est passé de 96,6% à 58,8%. Le nombre moyen, par enfant, de dents cariées, absentes ou obturées est passé de 6 à 2,5. Enfin le pourcentage d'adultes avec aucune dent naturelle est passé de 23,6% à 6,4% [57].

A présent prenons l'exemple du Royaume-Uni. Le système de santé est à deux vitesses avec une branche publique et une branche privée. Cela concerne également le domaine dentaire.

Lorsqu'un patient a besoin de soins dentaires deux choix s'offrent à lui : il peut soit voir un dentiste dans une clinique privée soit voir un dentiste partenaire du NHS (*National Health Service*).

Dans le secteur privé, le reste à charge est élevé alors que dans le NHS les soins sont gratuits. Le problème c'est qu'il est très difficile d'obtenir un rendez-vous avec un dentiste du NHS. Les délais sont souvent de plusieurs mois [64], [65]. Cela s'explique par le fait que les dentistes ne trouvent que peu d'intérêts à faire partie du NHS, le manque de considération et la faible rémunération sont souvent pointés du doigt par les syndicats dentaires anglais [66]. Certains dentistes n'hésitant pas à rompre leur partenariat avec le NHS car déçu du manque de moyen d'un système à bout de souffle [67]. Ces désistements ne font qu'accentuer le problème et allonger les délais pour obtenir un rendez-vous. Les couts importants des consultations privées et les délais d'attente interminables pour voir un dentiste du NHS sont la cause d'un fort renoncement aux soins et des personnes ayant besoin de soins dentaires se retrouvent laissées pour compte.

Des collectifs se sont créés pour mettre en lumière l'impasse dans laquelle se retrouvent des milliers de personnes qui n'ont pas accès à un dentiste du NHS. Parmi eux le collectif *Toothless in Suffolk* qui a pour objectif d'alerter les pouvoirs publics sur ce problème à travers des actions non violentes et des manifestations [68]. Par ailleurs la situation s'est aggravée avec la pandémie de covid-19 où des milliers de patients ont vu leurs rendez-vous annulés, rendez-vous qu'ils attendaient déjà depuis plusieurs mois voire parfois années.

La situation est donc extrêmement tendue et encore aujourd'hui peine à revenir à la normale [69], [70]. De plus, un article très récent du Guardian [71] pointe d'ailleurs les conséquences de cette difficulté d'accès aux soins et de la pénurie de chirurgien-dentiste en Angleterre en mettant en avant des témoignages de patients qui se retrouvent laissés pour compte avec de fortes douleurs. L'article indique également que certains patients en sont réduits, faute d'alternatives, à pratiquer eux-mêmes des actes dentaires (extractions de dents, comblement de lésions cavitaires avec un matériau de résine provisoire acheté dans le commerce etc...).

Une étude de la fédération dentaire internationale, s'intéressant aux dispositifs de prévention bucco-dentaire mis en place dans les écoles de 13 pays, a classé les écoles du Royaume-Uni en dernière position en matière de promotion de la santé orale [72].

La British Dental association elle-même interpelle régulièrement le gouvernement sur la nécessité qu'il y a à mettre en place des programmes de prévention notamment à destination des plus jeunes [73]. C'est une doléance qui est également reprise par les chirurgiens-dentistes partenaires du NHS qui font valoir que les couts des programmes de prévention sont un investissement qui permettra de faire des économies sur le long terme avec la diminution notamment des hospitalisations d'enfants pour problème dentaire [74].

Pour remédier à cette situation il faudrait rendre le partenariat avec le NHS plus attractif pour les chirurgiens-dentistes et lancer de vastes programmes de prévention et de promotion de la santé orale, des investissements que le gouvernement ne semble pas encore prêt à entreprendre.

3) Lien prévention précoce et diminution de l'anxiété

Nous avons développé précédemment les politiques de prévention bucco-dentaire de différents pays. Ceci dans le but de mettre en évidence un lien entre la qualité des politiques de prévention et l'apparition de la stomatophobie qui se situe à l'extrémité d'un continuum allant de l'absence de stress et d'anxiété lors d'une visite chez le dentiste à une forte angoisse et anxiété. En effet, les origines de la stomatophobie sont multiples et celle-ci dépend aussi de facteurs favorisants. Cependant lorsqu'il existe un contact précoce entre l'enfant (dés l'âge d'un an) et le chirurgien-dentiste ainsi que des visites régulières, cela limite le risque d'apparition de stomatophobie [75].

A l'inverse un contact trop tardif entre l'enfant et le professionnel avec des consultations uniquement liées à des motifs d'urgence favorise l'apparition de la stomatophobie qui une fois installée chez le patient le rendra craintif et rétif aux soins dentaires avec les conséquences en matière de santé orale que l'on peut imaginer. Une étude réalisée en France montre que près d'un français sur deux (48%) souffrirait de stomatophobie a un niveau plus ou moins avancé. 28% déclarent voir leur angoisse monter à l'approche du rendez-vous et 17%

déclarent avoir eu envie d'annuler ou de reporter le rendez-vous à cause du stress [76].

Une autre étude réalisée par le NHS au Royaume-Uni présente des chiffres similaires : 51% des sujets interrogés avaient un score MDAS (*Modified Dental Anxiety Scale*) compris entre 5 et 9 indiquant une absence ou une très faible anxiété dentaire, 36% avaient un score MDAS compris entre 10 et 18 indiquant une stomatophobie modérée et 12% avaient un score de 19 et plus suggérant une très forte anxiété dentaire [77]. Les actes décrits comme les plus stressants seraient l'anesthésie locale et le fait de recevoir un soin conservateur notamment le fait de fraiser la dent qui serait source d'une forte anxiété.

En résumé, ces deux études nous indiquent que près d'une personne interrogée sur deux serait victime de stomatophobie aussi bien au Royaume-Uni qu'en France. A l'inverse si l'on prend le cas du Canada une étude estime la prévalence de stomatophobie entre 4,6 et 16,4% [78]. Et une autre étude l'estime entre 11 et 22% [79].

Ainsi, il existe un différentiel de prévalence non négligeable entre les pays. L'hypothèse défendue ici est que cette différence s'expliquerait en partie par la qualité et la mise en œuvre de politiques de prévention bucco-dentaire qui pour être efficace doivent s'adresser aux enfants dès le plus jeune âge dès l'apparition de la première dent. L'objectif étant de créer une dynamique positive avec l'enfant et ses parents et de lutter contre les croyances négatives venant entre autres de l'entourage.

Il s'agit presque d'une course contre la montre dans le sens où sans un suivi adapté les problèmes dentaires et les douleurs attenantes arrivent vite et c'est alors qu'on bascule dans des situations stressantes pour l'enfant mais aussi pour le praticien qui doit gérer un enfant non-coopérant. Malheureusement à 3 ans il peut être déjà trop tard pour préserver l'intégrité de la denture lactéale et les problèmes dentaires, lorsqu'ils existent, sont déjà installés. Cela implique des séances invasives pour le jeune patient comme premières expériences dentaires. Dans ce contexte là, il serait bienvenu d'élargir le bilan bucco-dentaire aux enfants à partir d'un an. Cela va être l'objet du prochain paragraphe sur ce qui peut être mis en œuvre pour diminuer la prévalence de la stomatophobie.

4) Pistes d'amélioration

Il s'agirait d'abord de diminuer voire d'empêcher l'apparition de la stomatophobie. Pour cela il faut cibler les politiques de prévention et les améliorer. Dans le cas de la France il conviendrait dans un premier temps de généraliser le bilan MT'dents aux enfants à partir de 1 an et ne plus attendre 3 ans. Par ailleurs il pourrait être bénéfique d'intégrer la santé orale dans les programmes scolaires pour ne plus dépendre totalement d'interventions extérieures réalisées de façon marginale à l'échelle du pays même si elles demeurent bénéfiques pour établir un contact avec les enfants et pour réaliser des dépistages lorsque ces actions sont menées par du personnel habilité.

De plus, une politique de prévention efficace pour les jeunes enfants devrait concerner en premier lieu leurs parents car ce sont eux les acteurs principaux et actifs dans la prise en charge et la garantie de la bonne santé générale et bucco-dentaire de leurs enfants. C'est en cela que les campagnes dites de prévention ou de sensibilisation dans les réseaux scolaires atteignent leurs limites. En effet, ce type d'approche pourraient permettre de dépister de manière grossière les enfants avec une condition dentaire déjà atteinte et engagée (déjà trop tard pour parler de prévention). En revanche, leur efficacité d'un point de vue strictement préventif semble assez limitée. Les jeunes enfants, sans l'aide de leur parents et leur accompagnement, ne sont pas en capacité de gérer eux-mêmes leur santé bucco-dentaire tout comme leur santé générale. Il revient donc aux parents la responsabilité de veiller à cela. Parfois les parents n'ont d'ailleurs pas toutes les clés pour assurer à leurs enfants une bonne santé orale, certains peuvent ne pas saisir l'intérêt d'avoir une bonne santé orale, d'autres peuvent être phobiques avec des idées reçues concernant le dentiste car beaucoup ont grandi dans une époque où la prévention était quasi-inexistante même si cela est moins vrai maintenant avec l'arrivée des jeunes parents. De plus il serait contre-productif de se focaliser sur l'école sans s'adresser aussi aux parents car si l'enfant reçoit des messages contradictoires lorsqu'il rentre chez lui cela peut être une source de confusion et saper le travail qui aura été entrepris à l'école. Donc il est important d'inclure les adultes et plus particulièrement les parents dans les politiques de prévention.

Pour ce faire, des campagnes médiatiques pourraient être envisagées mettant l'accent sur les conséquences que peut avoir une mauvaise hygiène bucco-dentaire sur la santé orale et plus largement sur la santé générale. Celles-ci diffuseraient des conseils d'hygiène buccale et alimentaire pour éviter de telles conséquences et on inciterait à la consultation des adultes et de leurs enfants.

Par ailleurs l'envoi de courriers iconographiés aux jeunes parents, les informant des bonnes pratiques à mettre en œuvre pour la bonne santé orale de leur nouveau-né et de l'importance qu'il y a à établir un contact apaisé entre le chirurgien-dentiste et l'enfant, pourrait être mis en place car c'est une période où les jeunes parents sont plus réceptifs aux conseils susceptibles d'améliorer la santé de leur enfant.

De plus, pour avoir un contact direct avec les parents et les sensibiliser à la santé orale de leurs enfants on pourrait également envisager des actions de prévention sur les lieux de travail et en entreprise avec des conseils en matière d'hygiène alimentaire et bucco-dentaire et une incitation aux visites de contrôle. Ce qui est primordial c'est de ne pas déconnecter la prévention faite aux enfants de celle faite aux parents car les connaissances et croyances des parents en matière dentaire rejaillissent sur l'enfant.

Aussi, tout comme un schéma vaccinal complet est demandé pour toute inscription à une structure de garde de jeunes enfants et à l'école, ces moments clés peuvent aussi être l'occasion d'une consultation obligatoire chez le chirurgien-dentiste. Ici l'approche interceptive ne serait pas uniquement orientée sur le risque carieux du jeune patient mais aussi sur l'évaluation de ses fonctions masticatoires, des habitudes pouvant altérer sa croissance des maxillaires, sa fonction linguale, phonation etc...

De plus, pour pouvoir lutter efficacement contre la stomatophobie il faut d'abord que le sujet soit bien compris par les professionnels. C'est pour cela qu'il faut améliorer la formation des professionnels afin de participer aussi à la lutte contre cette condition, car à l'heure actuelle le sujet n'est pas étudié dans toutes ses dimensions [80], [81]. Cependant certaines universités commencent à proposer des formations post universitaires sur la stomatophobie. C'est le cas notamment de l'Université de Bristol au Royaume-Uni qui propose un certificat post universitaire de sédation consciente et de gestion de l'anxiété [82]. Bien que du chemin ait été parcouru en matière de prévention (figure 21), des efforts et des progrès sont encore à accomplir.

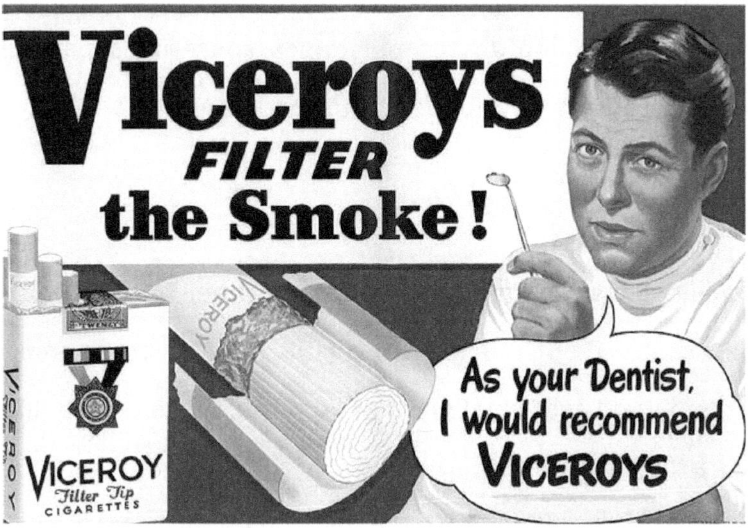

Figure 17: Publicité américaine des années 50 présentant un dentiste recommandant la consommation de tabac au public. Cette illustration témoigne des progrès réalisés depuis en matière de prévention [202]

IV) Facteurs étiologiques ou favorisants de la stomatophobie

Bien que la stomatophobie puisse toucher un large public, aussi bien des hommes que des femmes, des personnes jeunes ou plus âgées, la littérature scientifique met tout de même en évidence quelques facteurs que nous allons développer ici qui pourraient être des prédispositions à développer la stomatophobie. Autrement dit les personnes concernées par ses facteurs auraient plus de risque de développer cette condition.

1) Lien anxiété dentaire et âge

Il y'a cinq publications qui étudient cette association. Toutes sont des études transversales. Deux d'entre elles concluent de manière significative que l'anxiété décroit avec l'âge [83], [84] et deux autres concluent significativement à un lien entre l'âge et l'anxiété dentaire [85], [86] et enfin une étude ne peut pas conclure à un lien significatif [87]. Sur les cinq études, quatre concluent qu'il existe un lien significatif entre anxiété dentaire et âge.

D'ailleurs dans le cadre de l'odontologie pédiatrique plusieurs techniques comme le *tell-show-do* par exemple sont mises en œuvre pour adresser ce problème. Cependant avoir des réticences et des peurs est normal chez les enfants et cela fait partie intégrante de leur développement. L'anxiété et la peur commencent même dès la naissance avec la perception de bruits inconnus jusqu'alors et de toute une série d'évènements anxiogènes pour le nouveau-né. Il y'a notamment le passage d'un milieu aquatique a un milieu sec avec les premières entrées d'air dans les poumons puis également le choc thermique en quittant un milieu à 37 degrés sans oublier les nouvelles perceptions visuelles et auditives. Nous sommes donc dès le départ de nos vies confrontés au stress et à l'anxiété. Pour autant, la peur chez l'enfant est une émotion nécessaire dans la mesure où elle joue un rôle de protection en évitant les prises de risques. Il convient donc d'être à l'écoute du comportement de l'enfant d'autant plus qu'ils ont du mal à exprimer leurs émotions par les mots : un enfant angoissé ou apeuré pourrait être pris pour un enfant turbulent ou agité.

Par ailleurs, les enfants ne perçoivent pas les risques et les dangers de la même façon que les adultes, par exemple un enfant peut très bien avoir peur du noir ou de quelque chose d'irrationnel comme des monstres et dans le même temps n'avoir aucun problème à s'amuser avec un objet dangereux. Il faut donc être attentif aux signes de l'anxiété qui peuvent se traduire par de l'agitation et/ou un repli sur soi et/ou une instabilité émotionnelle. Savoir repérer ces signes c'est pouvoir agir sur la situation en sécurisant l'enfant et en le rassurant.

Enfin, à une période où l'imagination de l'enfant bat son plein il convient d'être attentif à ce que l'enfant peut voir et entendre pour ne pas alimenter des peurs où des angoisses par rapport à des faits divers violents, des contenus choquants etc… L'enfance c'est le moment où le patient construit ses croyances, ses craintes et ses angoisses. Certaines peurs peuvent être innées comme la peur du feu, de l'eau etc… mais d'autres sont acquises à ce moment-là comme la stomatophobie qui peut être le résultat de mauvaises expériences ou d'idées reçues issues de l'entourage. A un âge où l'imagination est débordante il convient donc d'instaurer dès le départ une relation de confiance entre le chirurgien-dentiste et l'enfant pour que dans son imaginaire la visite chez le dentiste soit associée à une expérience positive. L'enfance est donc une époque charnière dans la construction d'une personne, c'est une époque propice aux peurs et aux angoisses liées à des expériences nouvelles de découverte et cela explique en partie le lien entre l'anxiété dentaire et l'âge et plus particulièrement le jeune âge.

2) Lien anxiété dentaire et expériences précédentes

Ce lien est plutôt assez documenté. Des études montrent de manière significative qu'il y'a moins d'anxiété dentaire chez les patients ayant déjà eu une expérience précédente chez le chirurgien-dentiste comparativement à ceux qui n'en ont jamais eu [85], [88], [89]. Une autre étude assez similaire montre quant à elle que l'anxiété dentaire augmente significativement face à des traitements dentaires jamais expérimentés par le patient [90]. Cela montre qu'il y'a la notion d'appréhension face à quelque chose d'inconnu. Ces études montrent que les patients ayant déjà consulté le chirurgien-dentiste ou expérimenté certains traitements ont des niveaux d'anxiété plus bas. Par ailleurs, d'autres études concluent toutes la même chose quant aux mauvaises expériences passées, elles augmentent significativement l'anxiété du patient vis-à-vis de sa prochaine visite chez le dentiste [91]–[94].

Pour résumer, le fait de ne jamais avoir visité le dentiste ou le fait d'avoir eu des mauvaises expériences passées peuvent être des causes d'anxiété dentaire. En effet, l'expérience c'est-à-dire le fait de maitriser, d'être habitué à un sujet, un sport, une activité etc... permet d'être plus à l'aise car il n'y a plus cette étape de saut dans l'inconnu qui peut s'avérer paralysante pour certains. De plus, c'est également avec l'expérience que l'appréhension disparait. Le cabinet dentaire est pour beaucoup de patients un lieu d'angoisse et d'appréhension surtout pour ceux qui ne le fréquentent que rarement. En tant que praticien on pourrait se sentir agacé par ces comportements peu chaleureux ou ces réflexions qui font comprendre que le patient n'est pas content d'être là. Cependant, il faut avant tout comprendre que ces comportements traduisent une angoisse, une anxiété. Certes, ce n'est pas toujours facile car certains patients ont du mal à exprimer clairement leurs émotions et/ou ne supportent pas de se sentir dans une situation de vulnérabilité. Ces personnes-là pourront parfois même adopter un comportement menaçant voire agressif pour se donner l'illusion que malgré tout elles gardent une forme de contrôle sur la situation alors qu'au fond elles sont apeurées.

Toutefois, face à un patient anxieux et inexpérimenté il convient d'aussi se mettre à sa place pour essayer de comprendre ce qu'il peut ressentir. En effet le cabinet dentaire peut être assimilé à une seconde maison pour le praticien car c'est le second lieu après son domicile où il passe la majorité de son temps. Le praticien a donc ses habitudes au cabinet, il en connait les moindres recoins, il connait parfaitement le fonctionnement du fauteuil, des turbines et autres contres angles ainsi que les bruits qu'ils font. Le praticien évolue donc dans un environnement et dans une certaine routine dans lesquels il est à l'aise. C'est l'exact opposé du patient angoissé n'ayant vu que très rarement voire jamais un dentiste. Le simple fait de s'enregistrer à l'accueil peut déjà être une épreuve pour lui. Ensuite c'est un patient qui arrive avec son propre bagage intellectuel en ce qui concerne le dentaire. Et dans ce bagage on retrouve beaucoup d'idées reçues bien éloignées de ce qui se passe dans la réalité. Car quand les gens ne savent pas ou sont dans l'inconnu dans un domaine ils ont tendance à faire des recherches minimalistes sur le sujet puis à fabuler à partir de celles-ci pour se donner l'impression qu'ils comprennent de quoi il s'agit parfois même mieux que le dentiste. C'est l'effet Dunning-Kruger [95]. L'attitude du praticien à un rôle primordial dans la gestion de ces patients anxieux et angoissés qui ont besoin d'être écoutés et rassurés. Il faut faire comprendre au patient que sa peur, son inexpérience ont été prises en compte et qu'on va faire au mieux pour que tout se passe bien. On peut notamment faire participer le patient en lui demandant régulièrement comment ça va et en lui expliquant ce qu'on fait pendant les soins. La posture du praticien doit être bienveillante car, avec le bon déroulement des soins, cette expérience va faire changer au patient sa perspective sur l'univers dentaire. C'est aussi une manière de construire avec ce type de patient une relation de confiance qui s'établira au fil des rendez-vous. Le patient gagnera ainsi en expérience dentaire. C'est-à-dire qu'il se familiarisera avec le fauteuil, le fait d'être allongé face au scialytique, les instruments, les différents bruits etc... De plus les bénéfices de cette expérience sont pérennes car même si le patient est amené à changer de dentiste à cause d'un déménagement ou autre il ne repartira pas de zéro et il y aura moins de chances qu'il renonce à la consultation car il n'aura plus, ou beaucoup moins, les aprioris qu'il avait avant. A l'inverse face à ce type de patient une attitude froide, agacée ou pressée du praticien est à proscrire totalement car cela conduirait à un échec de communication et pourrait encore plus renforcer le ressentiment du patient à l'égard des dentistes.

3) Lien anxiété dentaire et genre

Plusieurs études concluent qu'il existe bien un lien entre l'anxiété dentaire et le genre. [83], [86], [88], [94], [96]–[98]. Ainsi, les femmes sont plus sujettes à l'anxiété dentaire que les hommes. Par ailleurs, d'autres études ne mettent pas en avant de lien significatif entre l'anxiété dentaire et le genre [87], [99].

Cependant, il est difficile de comprendre pourquoi les femmes sont statistiquement plus sujettes à la stomatophobie que les hommes. Il serait intéressant que des études soient faites pour analyser cette association.

Par exemple, on constate qu'en moyenne les femmes consultent plus souvent leur dentiste et sont plus préoccupées de leur santé bucco-dentaire que les hommes [100]. Donc si les femmes sont plus nombreuses à consulter, il serait possible qu'il y ait plus de femmes que d'hommes qui soient anxieuses à l'idée d'aller chez le dentiste du fait qu'elles soient simplement plus nombreuses. Et donc peut être que si les hommes allaient plus chez le dentiste que les femmes ce serait l'inverse.

Par ailleurs, une étude montre que de façon générale les hommes et les femmes ne communiquent pas de la même façon dans un environnement médical : les femmes sont globalement plus expressives que les hommes en ce qui concerne leurs problèmes de santé et leurs sentiments [101]. Une autre étude a par ailleurs montré que l'image de l'homme véhiculée par la société comme devant être *viril, fort* et *sans peur* a pour conséquence de mener les hommes à moins exprimer leurs peurs ou du moins à les minimiser [102]. Une autre étude va dans le même sens en rapportant que les hommes sont plus réticents que les femmes à exprimer leurs douleurs ou leurs peurs car en le faisant ils se sentent significativement plus embarrassés que les femmes à cause des normes sociales et culturelles [103].

Ces différences de comportement entre les hommes et les femmes ainsi que les facteurs environnementaux tels que les normes culturelles et sociales peuvent en partie expliquer ce lien entre anxiété dentaire et genre. Par ailleurs, une revue de la littérature suggère que les femmes seraient plus sensibles à la douleur que les hommes [104], mais cela peut aussi être expliqué par les possibles facteurs de confusion d'ordre sociaux évoqués plus haut.

4) Lien anxiété dentaire et niveau d'éducation, milieu social

Différentes études et revues systématiques établissent un lien significatif entre anxiété dentaire, milieu socio-économique et niveau d'éducation du patient [85], [87], [88], [103] [105]. Une autre étude met en évidence un lien entre la mauvaise santé orale de l'enfant et le niveau socio-économique et d'éducation des parents [106]. Aussi, une étude prospective montre un lien significatif entre l'anxiété de la mère et l'anxiété de l'enfant [107].

Dans deux autres études, c'est le lien entre le niveau d'éducation de la mère et le niveau d'anxiété de l'enfant qui est démontré [98], [108]. Enfin deux autres études montrent respectivement que l'anxiété du parent est en lien avec son milieu socio-économique [109] et que l'anxiété du parent à une influence significative sur le comportement de l'enfant lors de sa visite chez le dentiste [110].

Enfin, une étude ne met pas en évidence de lien entre anxiété dentaire et milieu socio-économique [111]. De manière générale, l'anxiété dentaire du patient est liée à plusieurs facteurs notamment son propre milieu socio-économique, son niveau d'éducation ainsi que celui de ses parents. Les statistiques montrent toutes que les problèmes en terme de santé orale touchent préférentiellement les milieux les plus défavorisés et que dans les milieux les plus aisés les enfants sont plutôt indemnes de caries. C'est pour cela que les politiques de prévention, comme vues précédemment, sont souvent axées sur ces populations défavorisées. En effet, pour les enfants puis pour les adultes évoluant dans la précarité la santé bucco-dentaire, les bonnes habitudes d'hygiène alimentaire et bucco-dentaire ne sont pas forcément au centre des préoccupations. Il y a plusieurs raisons à cela. En effet lorsqu'un ménage connait des difficultés qu'elles soient financières ou sociales, l'hygiène bucco-dentaire, la supervision du brossage des enfants et la surveillance du grignotage par exemple ont tendance à passer au second plan voire à être totalement éludés car en situation de grande précarité les gens vivent dans l'urgence et au jour le jour.

Pour résumer dans les milieux défavorisés les patients sont plutôt très peu habitués à se rendre chez le chirurgien-dentiste pour les visites de contrôle et lorsqu'il y a consultation c'est souvent pour la gestion d'une urgence associée à une forte symptomatologie. C'est en partie pour cela que les études montrent un lien entre anxiété dentaire et milieu socio-économique. En plus du milieu social le niveau d'étude du patient et de ses parents est aussi lié à l'apparition de l'anxiété dentaire. En effet lorsque le niveau d'étude des parents est élevé on constate moins de caries chez leurs enfants comparativement à ceux issus d'autres milieux. Cela peut s'expliquer car leurs parents sont plus renseignés sur l'intérêt d'avoir une bonne santé orale mais ils sont aussi plus éveillés aux actions à mettre en place pour maintenir cette bonne santé. Ils pourront donc transmettre à leurs enfants leur savoir dans le domaine ainsi que les bonnes habitudes à prendre telles que des contrôles réguliers, pas de grignotage et un brossage efficace deux à trois fois par jour. Malheureusement les populations « dento-conscientes » font pour la plupart partie des milieux aisés et beaucoup trop d'enfants des classes populaires ne bénéficient pas de suivi et de conseils avisés de leurs parents en matière de santé orale et cela a un impact concret sur leur état bucco-dentaire [112], [113].

5) Lien anxiété dentaire et nature de l'intervention

L'anxiété dentaire est liée significativement au caractère invasif ou non de l'intervention prévu [94], [114], [115]. Des études constatent de façon significative une anxiété ou un évitement plus important lors de procédures invasives. Enfin, une étude réalisée avec des enfants montre quant à elle qu'il n'y a pas de lien entre anxiété dentaire et nature de l'intervention et que chez l'enfant même des actes simples de prophylaxie peuvent être source d'anxiété [116]. Souvent les interventions perçues comme invasives peuvent être source de stress et d'angoisse pour les patients. Certains patients refusent des traitements au seul motif de leur anxiété et de leur peur vis-à-vis de la procédure [114]. Par ailleurs, une étude a montré que le niveau d'anxiété été plus haut chez les patients se préparant à subir l'avulsion d'une dent de sagesse incluse comparativement aux patients se préparant à subir une avulsion conventionnelle (figure 22).

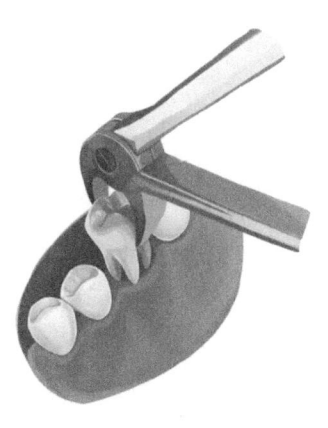

Figure 18: Représentation schématique de l'avulsion d'une molaire, type d'intervention parfois redouté des patients

Ce sont des paramètres à prendre en compte en clinique lorsque des interventions lourdes sont nécessaires il est important d'avoir conscience que celles-ci peuvent occasionner un stress et une angoisse supplémentaire chez le patient. Avant ce type d'intervention, il convient de s'assurer que le patient soit dans un niveau de stress et d'appréhension acceptable et cela passe par le dialogue et l'information. Un niveau de stress trop important peut justement être dû à un défaut d'information.

6) Autres causes

Il existe des facteurs qui pourraient être favorisants de la stomatophobie mais pour lesquels le nombre d'étude est limité et ne permet pas de tirer des conclusions. Des études supplémentaires sont nécessaires pour en savoir davantage sur ces facteurs.

Deux études traitent de l'association entre le tempérament du patient, son caractère et l'anxiété dentaire, il s'agit là d'études transversales. Les résultats sont partagés car la première étude conclut à un lien significatif entre le comportement (timidité, tempérament) et l'anxiété dentaire [108]. L'autre étude ne conclut pas à un lien significatif [84]. Il n'est donc pas possible de conclure vu le nombre d'études limité et leurs résultats contradictoires. D'autres études sur le sujet seraient bénéfiques pour explorer davantage ce lien.

Deux études mettent en évidence une liaison entre consommation de tabac et anxiété dentaire [117], [118]. Il s'agit de deux études du même auteur. Cependant, le tabac ne serait pas une cause de l'anxiété dentaire mais plutôt la conséquence d'un tempérament anxieux qui pousserait le patient à fumer pour se détendre.

Deux autres études mettent quant à elles en évidence un lien entre exposition excessive aux écrans et anxiété dentaire [119], [120].

Une autre étude met en évidence un lien significatif entre abus sexuel et anxiété dentaire [121].

Par ailleurs deux études suggèrent que la tenue du chirurgien-dentiste pourrait être source de stress et d'anxiété pour le patient notamment lorsque le visage du praticien est couvert par un masque (figure 24) [122], [123]. Le port de la visière seule sans masque semble diminuer l'anxiété du patient, cependant en plus du faible nombre d'études sur le sujet une application clinique de ces solutions est impossible pour des raisons évidentes d'hygiène, à moins peut être d'utiliser des masques transparents.

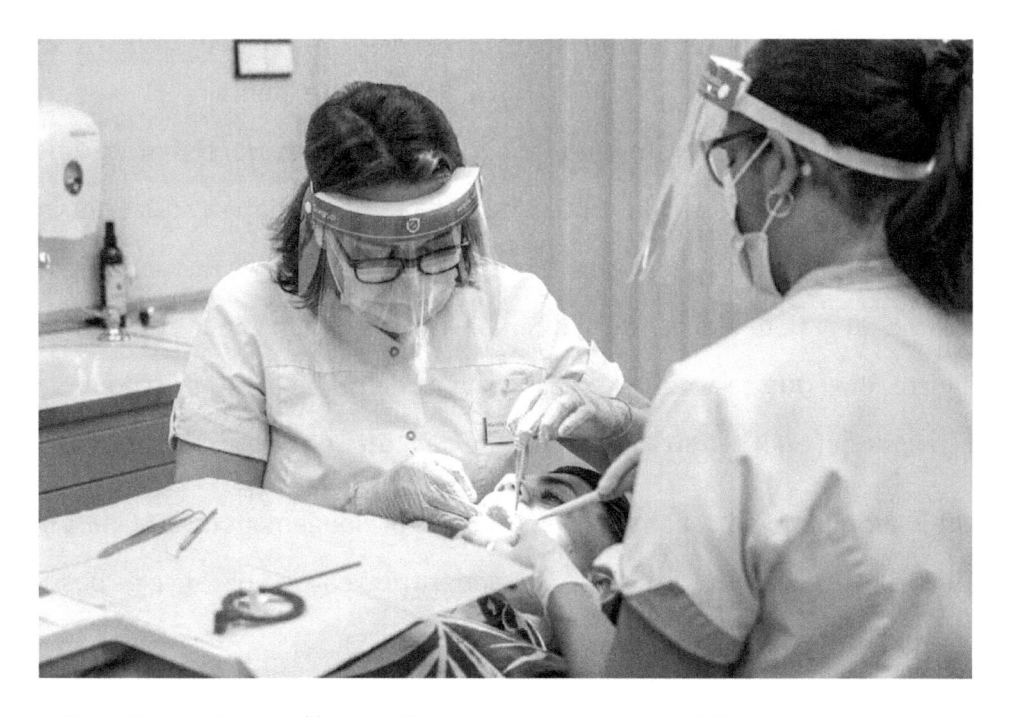

Figure 19: Praticienne en blouse, visière et masque opaque pouvant être perçu comme angoissant par le patient notamment du fait de la dissimulation quasi totale du visage

Enfin, une étude plutôt étonnante montre qu'il y'a un lien significatif entre le type d'empreinte digitale de l'enfant et son anxiété et son comportement au cabinet dentaire [124]. En effet la fréquence et le type de motifs particuliers au niveau des empreintes digitales pourrait permettre de mettre en évidence des prédispositions à la non-coopération.

Les facteurs favorisants de la stomatophobie sont nombreux, certains font consensus avec un niveau de preuve élevé et d'autres nécessitent davantage d'études avant de pouvoir conclure. Néanmoins, la stomatophobie est une pathologie multifactorielle et il faut garder à l'esprit que la présence d'un ou plusieurs facteurs favorisants ne suffit pas pour déclarer une stomatophobie. Aussi, l'environnement joue également un rôle prépondérant.

V) Les conséquences de la stomatophobie

Les conséquences de la stomatophobie sont nombreuses et ont parfois de lourdes répercussions sur la santé orale et même sur la vie sociale et intra-familiale des patients. Une fois installée, la stomatophobie a des conséquences sur la vie du patient bien au-delà du simple fait d'avoir une peur irrationnelle du dentiste. Bien que cela ne saute pas aux yeux de prime abord c'est toute la vie du patient qui peut se retrouver impactée par cette phobie.

Tout d'abord la santé est affectée puis dans le prolongement de cela c'est la vie sociale du patient qui pourra s'en trouver perturbée avec à distance de possibles conséquences psychologiques.

Nous sommes donc face à une problématique complexe qui pour un public non initié pourrait presque paraitre anecdotique mais la réalité c'est que derrière la stomatophobie il y'a des patients en souffrance. Les conséquences de la stomatophobie sont les raisons qui mettent en lumière l'importance de la prévention qui est efficace pour lutter contre l'apparition de celle-ci.

Dans ce chapitre nous parlerons des conséquences les plus décrites dans la littérature scientifique en commençant par les conséquences sur la santé orale, sur le comportement du patient vis-à-vis de ses rendez-vous dentaires, puis sur sa qualité de vie et enfin nous verrons que les patients stomatophobes ont tendance à ressentir la douleur de façon décuplée par rapport aux autres patients.

1) La mauvaise santé bucco-dentaire

De nombreuses études montrent un lien significatif entre anxiété dentaire et mauvaise santé orale [83], [97], [98], [106], [118], [125]–[131]. Seules deux d'entre elles ne peuvent pas conclure à un lien significatif [132], [133]. Ces études mettent en évidence un lien direct entre mauvaise santé bucco-dentaire et stomatophobie. Il s'agit donc d'un problème qui doit être pris au sérieux par le corps médical et plus spécifiquement les chirurgiens-dentistes car il est avéré qu'il entraine des répercussions sur la santé du patient.

Il est important de comprendre le mécanisme qui mène les patients souffrant de stomatophobie à une dégradation de leur santé bucco-dentaire. Cela conduit à un évitement de la consultation. Par conséquent, les patients ne voient pas régulièrement un dentiste et des pathologies sont susceptibles de se développer avec le temps jusqu'à devenir symptomatiques. Souvent, même avec un tableau clinique douloureux, le patient stomatophobe ne consultera pas forcément tout de suite et préférera retarder tant que la douleur n'est pas insupportable.

Parfois, même quand la douleur n'est pas supportable, il arrive que ces patients soient demandeurs d'un traitement de temporisation uniquement, de type prescription quand un traitement curatif est plutôt indiqué (traitements endodontiques, soins, avulsions etc...).

Il n'est pas rare que ces patients soient dans un état de douleurs bucco-dentaires chroniques avec certaines fois des phases aigues mais que leur phobie les empêche de procéder aux traitements de fond qui seraient nécessaires. C'est ainsi que la situation se détériore et que des tableaux cliniques préoccupants apparaissent. Par exemple, chez les patients stomatophobes chez qui l'hygiène bucco-dentaire fait aussi défaut il n'est pas rare de retrouver des racines résiduelles, des abcès, des caries très extensives (figure 25) ainsi qu'une abondance de tartre et de plaque dentaire associés à une gingivite ou parodontite.

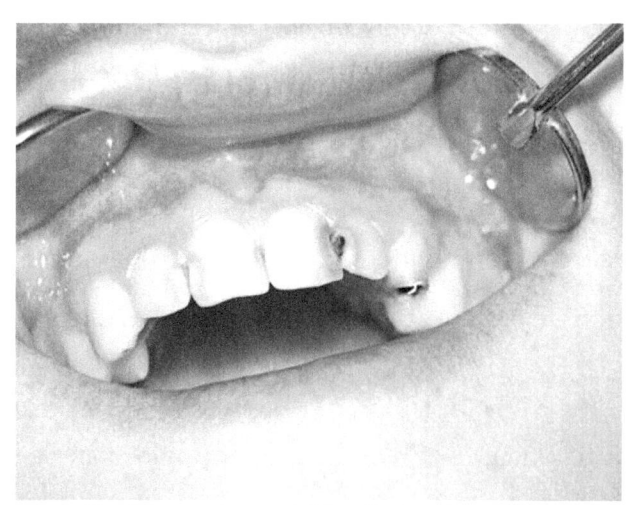

Figure 20: Lésions carieuses visibles développées au dépend du bloc incisivo-canin. Il faut plusieurs années de développement pour en arriver à ce stade. L'absence de consultation antérieure peut suggérer une stomatophobie [203]

Comme expliqué dans la partie sur l'étiologie de la stomatophobie, certains patients peuvent souffrir de cette pathologie suite à un ou plusieurs traumatismes issus de mauvaises expériences passées. Par conséquent, ils peuvent être amenés à négliger leur cavité buccale et à ne pas appliquer correctement les mesures d'hygiène locale (brossage des dents, fil dentaire, brossettes…). C'est ainsi que les problèmes bucco-dentaires apparaissent avec notamment des zones douloureuses et des saignements au brossage. Non seulement le patient ne consultera pas pour ces problèmes mais il va commettre une autre erreur, il va éviter les zones douloureuses ou qui saignent lors du brossage. Le brossage sera alors bâclé car vécu comme un moment encore plus désagréable qu'avant et la situation va empirer. On est donc dans un cercle vicieux au niveau de la santé orale où un défaut d'hygiène entrainera l'apparition de pathologies qui elles-mêmes entraineront une symptomatologie. Cette symptomatologie entrainera un brossage défaillant ce qui va favoriser un développement des pathologies et lorsque la douleur est trop forte le patient stomatophobe se contentera lorsqu'il consulte de traitements de temporisation refusant tous autres traitements vus par lui comme étant invasifs.

Le patient vivra alors dans un état de douleurs chroniques quasi-permanent. On comprend ainsi comment on peut se retrouver face à des situations cliniques déplorables, les patients en sont pour certains conscients. Il n'est pas rare d'entendre des patients décrire leur condition buccale de manière très négative : « ma bouche est un véritable chantier » ; « mes dents c'est la catastrophe ». D'autres patients ont honte de leur situation bucco-dentaire et essaient de préparer le chirurgien-dentiste à ce qu'il s'apprête à voir dans leur bouche en racontant par exemple le déroulé de ce qui selon eux les a menés à cette situation. Il est pertinent de revenir sur la communication et l'attitude du chirurgien-dentiste car il a un rôle clé. Lors d'une consultation avec un patient stomatophobe qui évoque ses peurs, ses angoisses et sa honte le chirurgien-dentiste par son attitude et son comportement peut faire basculer la consultation dans un sens comme dans l'autre. En étant ouvert, à l'écoute, patient et rassurant il mettra toutes les chances de son côté pour faire basculer le patient vers l'acceptation du traitement dont il a besoin. Informer le patient des solutions qui existent et l'inclure dans la thérapeutique comme membre actif peut améliorer la condition du patient [134], [135].

A l'inverse lors d'un rendez-vous chronométré avec un praticien froid, pressé et culpabilisant vis-à-vis du tableau clinique le patient se braquera et sera quelque part conforté dans sa phobie et verra la consultation comme quelque chose de punitif source de jugement, d'angoisse et de honte. Il ne s'agit pas de dire que tout va bien mais il s'agit de rester bienveillant et de montrer au patient qu'avec sa coopération, son implication et notre travail une porte de sortie existe. Le parcours de soin du patient stomatophobe vers le rétablissement de sa santé orale sera l'occasion de faire tomber au fil des séances toutes les barrières mentales du patient mais cela passe par de l'empathie, de la mise en confiance et de l'écoute. C'est pour cela que beaucoup plus de praticiens devraient être sensibilisés au problème de la stomatophobie car l'indifférence, le jugement ou l'agacement vis-à-vis de ces patients n'est pas neutre en termes de conséquences et portent même préjudice aux patients en les décourageant alors que parfois même il leur aura fallu se dépasser ne serait-ce que pour prendre le rendez-vous et y venir [134]–[137].

2) Evitement de la consultation / manquement de rendez-vous

Des études mettent en évidence un lien entre stomatophobie et manquement de rendez-vous ou retard à la consultation [126], [138]. En effet, ces études constatent que les patients stomatophobes ont tendance à éviter les rendez-vous de contrôle et ont plus tendance à consulter en urgence lorsque la douleur n'est pas supportable. Ce retard à la consultation induit par leur phobie mène à une dégradation de leur état bucco-dentaire comme on l'a vu précédemment et compromet leur prise en charge par l'équipe soignante.

Pour le praticien voir un rendez-vous non honoré sans explication est une expérience désagréable et cela à juste titre. En effet il s'agit de temps de travail perdu, et c'est surtout un créneau qui aurait pu profiter à un autre patient ayant besoin de soins d'autant plus quand on connait les délais d'attentes parfois long avant de pouvoir consulter. Certains de ces rendez-vous non honorés peuvent provenir de patient stomatophobes n'ayant pas trouvé le courage de venir.

Donc de façon marginale et anecdotique s'attaquer au problème de la stomatophobie c'est par extension diminuer le risque de rendez-vous non honorés.

3) Dégradation de la qualité de vie

Des études mettent en lumière un lien significatif entre stomatophobie et dégradation de la qualité de vie [129], [130], [133], [139]. Cette dégradation prend la forme d'une perception négative de son état bucco-dentaire entrainant des répercussions sur la vie sociale du patient (honte, peur de sourire...). Le patient a tendance à éviter les interactions sociales et à se replier sur lui-même. Il est également mis en évidence que les proches du patient peuvent aussi être affectés par la situation. L'humain est un être social dont tout le mode de vie et le développement est basé sur les interactions avec les autres. C'est de cette façon qu'on apprend dès le plus jeune âge par mimétisme des comportements de nos ainés puis plus tard par la transmission orale des savoirs et des connaissances. Cet apprentissage dure tout au long de la vie. Par ailleurs les interactions avec nos semblables sont primordiales pour l'intégration de l'individu dans la société dans laquelle il vit, cela passe par des lieux comme l'école, le travail, le sport dans lesquels les processus d'intégration et de socialisation vont se mettre en place. Cela est d'ailleurs essentiel pour le bon équilibre psychologique de la personne. La stomatophobie peut interférer de manière indirecte avec ces processus comme le montre les études évoquées plus haut. En effet, un patient souffrant de stomatophobie peut développer un complexe lié à sa mauvaise condition bucco-dentaire. Cela peut se matérialiser par la gêne de sourire publiquement, l'appréhension à l'idée d'aller manger à l'extérieur de chez soi de peur de déclencher une douleur ou de perdre une prothèse ou un bout de dent en public, la peur d'interagir avec les gens à cause d'une mauvaise haleine.

Petit à petit et de manière consciente ou non, le patient va restreindre ses activités sociales au détriment de son bien-être. Le patient vit une situation de repli sur soi avec un grand désarroi psychologique pouvant mener à une dépression (figure 26). En effet le patient est comme face à un mur et n'arrive

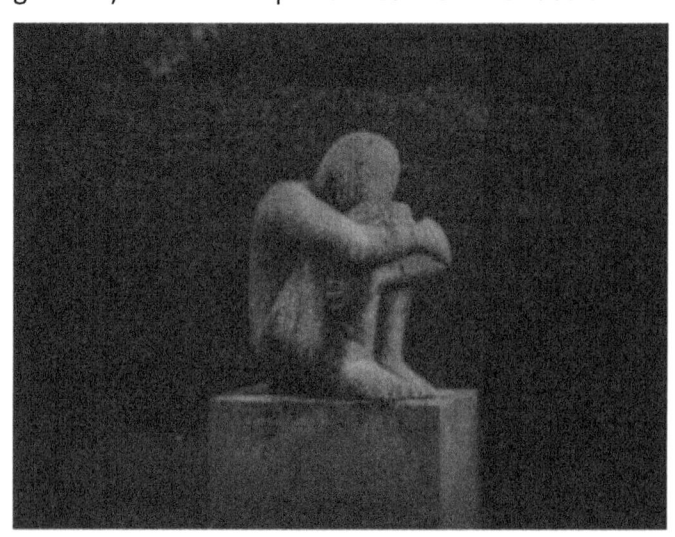

Figure 26: La stomatophobie a également des conséquences sociales et psychologique pouvant conduire jusqu'à la dépression

pas à voir la fin de cette spirale qui le fait souffrir aussi bien physiquement que psychologiquement.

L'OMS décrit pourtant la santé comme « un état de complet bien-être physique, mental et social ne consistant pas seulement en une absence de maladie ou d'infirmité. » [140]. La stomatophobie est l'inverse de cette définition avec la présence d'un mal-être physique, psychologique et social. C'est pour cela qu'il faut lutter contre car les patients qui en souffrent sont souvent en grande détresse et ne savent pas vers qui se tourner. Dans ces interactions quotidiennes le patient peut être pénalisé du fait de son complexe et un mauvais état bucco-dentaire peut affecter durablement plusieurs aspects de la vie du patient qu'il s'agisse de la recherche d'emploi jusqu'aux relations personnelles.

Par ailleurs le mal-être du patient peut être mal compris où interprété par son entourage et cela peut conduire à des tensions au sein du foyer. En effet les personnes qui ne sont pas familiarisées avec la stomatophobie peuvent avoir tendance à prendre le problème à la légère et à penser que le patient fait un simple caprice quand il ne veut pas aller chez le dentiste, or le problème est plus profond que ça. Le jugement, la culpabilisation et la pression peuvent donc venir du milieu intra-familial avec pour résultat le patient se repliant davantage sur lui-même et une rupture de la communication laissant l'entourage dans une grande incompréhension. Il existe donc une vraie dimension psychologique à la stomatophobie qui est souvent réduite à la peur du chirurgien-dentiste et des soins dentaires. Il convient de garder à l'esprit que pour certains patients c'est plusieurs facettes de leur vie qui s'en trouvent affectées et que lorsque les relations sociales se tarissent c'est la porte ouverte à l'isolement voire à la dépression. En effet, l'OMS définit la dépression comme étant « un trouble mental courant, caractérisé par la tristesse, la perte d'intérêt ou de plaisir, des sentiments de culpabilité ou de faible estime de soi, des troubles du sommeil ou de l'appétit, d'une sensation de fatigue et d'un manque de concentration » [141]. Ce sont là des caractéristiques communes à la stomatophobie.

4) Douleur ressentie décuplée

Cette conséquence est plutôt bien documentée avec des études qui concluent que la sensation de douleur ressentie est décuplée chez les patients stomatophobes aussi bien en pre, per et post opératoire [96], [139], [142]–[145].

Une étude ne trouve pas de lien significatif entre anxiété et douleur post-opératoire [146]. Une autre étude met en évidence de façon significative que pour éviter la douleur les patients stomatophobes ont tendance à se médiquer plus que les autres [147].

Enfin, une autre étude montre que les gonflements et trismus post-opératoires seraient plus fréquents chez les patients souffrant de phobie dentaire [144]. L'association internationale pour l'étude de la douleur (l'IASP) définit la douleur comme étant « *une expérience sensorielle et émotionnelle désagréable associée ou ressemblant à celle associée à une lésion tissulaire réelle ou potentielle* ». Il est important de noter la présence de la composante émotionnelle et le fait que la lésion tissulaire n'a pas besoin d'être réelle pour qu'il y ait douleur donc c'est une notion subjective.

Il est par ailleurs précisé avec la définition révisée de 2020 que la douleur est une expérience personnelle qui est influencée par des facteurs biologiques, psychologiques et sociaux et que toute personne qui dit subir un épisode de douleur doit être respecté [148]. La stomatophobie intervient également dans la perception de la douleur en amplifiant les perceptions lors des soins.

Chez le patient stomatophobe l'appréhension et l'anxiété engendre un seuil de tolérance à la douleur très bas. Pour un patient sans peur préalable, il est normal d'appréhender certains actes et donc de ressentir un peu de stress mais le patient lambda saura canaliser ses émotions et rationnaliser les évènements pour que le soin se passe dans les meilleures conditions. A l'inverse le patient stomatophobe ne saura pas gérer le flux d'émotions qui se bousculent en lui, c'est la peur panique où tous les sens sont exacerbés et où la douleur parait insurmontable.

Pour résumer, l'évitement ou manquement des rendez-vous causé par la peur induit une altération de la santé bucco-dentaire et conduit à une dégradation de la qualité de vie et affecte même les relations sociales des patients. C'est donc tous les aspects de la vie qui s'en trouvent affectés. Cette pathologie évolue en spirale, c'est un engrenage, et à ce titre il est important de savoir identifier les signes de la maladie pour au moins qu'elle n'évolue pas vers le pire.

En effet la prise de conscience et le fait de mettre un nom sur le phénomène sont les premières étapes qui avec beaucoup de travail sur soi et un professionnel sensibilisé à ces questions mèneront à la guérison. Le principal problème c'est que trop peu de professionnels et même de non professionnels sont sensibilisés à la stomatophobie qui comme on vient de le voir peut avoir des conséquences énormes et cela sur différents plans de la vie. Il convient de briser ce cercle vicieux pour que le patient puisse sortir de cette situation. Cela nous amène donc à nous intéresser aux traitements de la stomatophobie.

VI) Traitements de la stomatophobie

Il existe plusieurs moyens de lutter contre la stomatophobie une fois installée et donc plusieurs articles scientifiques existent à ce sujet. Ils peuvent être regroupés par catégories.

1) La thérapie cognitivo-comportementale

Deux essais contrôlés randomisés et une étude transversale affirment que cette thérapie serait efficace en dentisterie [149], [150]. Cependant, pour être efficace elle doit être mise en œuvre par un praticien qualifié dans le domaine.

Lorsqu'elle est mise en œuvre correctement et avec un suivi adapté cette technique s'avère aussi efficace qu'un traitement médicamenteux à base de midazolam [149].

La thérapie cognitivo-comportementale (TCC) est une thérapeutique qui s'intéresse à la fois aux comportements de l'individu mais aussi à ses modes de pensée. L'objectif de la TCC est de diminuer voire supprimer les symptômes en lien avec diverses affections mentales telles que la dépression ou les troubles anxieux par exemple. La TCC identifie les modes de pensée, les croyances ainsi que les comportements (induits par des croyances erronées) problématiques pour ensuite les remettre en question et les travailler avec le patient pour les changer ou les modifier ce qui aura pour effet de diminuer les symptômes et d'augmenter la maitrise de soi du patient.

Le but étant de mettre en place avec le patient des techniques permettant de diminuer les symptômes de l'anxiété dentaire en ce qui nous concerne. Bien qu'au départ la TCC était d'abord destinée à traiter la dépression, au fil du temps son usage s'est développé pour le traitement de beaucoup d'autres maladies mentales comme l'anxiété, les addictions, les troubles obsessionnels compulsifs, les troubles du comportement alimentaire etc...

La TCC étant basée sur le comportement et la psychologie du patient. Elle est différente des techniques de psychothérapie classiques comme l'approche psycho-analytique dans laquelle le thérapeute part du comportement du patient pour comprendre ses schémas mentaux et ensuite poser un diagnostic. Lors de la TCC, le problème mental a déjà été identifié et diagnostiqué, il s'agit d'une approche centrée sur le problème, ici l'anxiété dentaire.

Le but du thérapeute est de faire changer au patient ses schémas de pensée qui induisent chez lui des comportements problématiques et de mettre en place avec lui des stratégies pour se diriger vers les objectifs fixés et la diminution des symptômes.

Bien que les études montrent que la thérapie cognitivo-comportementale est efficace pour traiter la stomatophobie, il s'agit d'une science qui demande un haut niveau de qualification. Pour cette raison elle peut difficilement être mise en place avec succès en pratique de ville tout simplement car elle demande une formation approfondie et que les praticiens n'y sont pas formés. Cependant on pourrait envisager d'adresser les patients stomatophobes à des professionnels reconnus de cette discipline.

2) La distraction audio-visuelle / réalité virtuelle

La littérature à ce sujet est riche bien que quasi exclusivement focalisée sur les enfants. Des essais cliniques, concluent que les techniques de distraction audio-visuelles sur le jeune patient sont efficaces [151]–[155]. Par ailleurs, une étude ne trouve pas de différence significative comparativement à d'autres techniques [156].

Les techniques de distraction chez l'adulte seraient aussi efficaces [157]. Enfin trois revues systématiques traitent de ce sujet. Deux d'entre elles concluent à l'efficacité de ces méthodes et la dernière ne peut pas conclure car plus d'études seraient nécessaires [158], [159][160]

Il ressort de ces publications que les techniques de distraction sont efficaces chez les jeunes patients. Cependant il serait pertinent qu'il y ait davantage d'études chez l'adulte pour voir si l'efficacité diminue ou non. Concrètement la distraction audio-visuelle consiste à faire visionner au patient une production audio-visuelle de son choix au cours du soin. Il existe divers supports comme les télévisions, téléphones ou tablettes ou encore les casques de réalité virtuelle.

Chez les patients stomatophobes le soin est source d'angoisse et de stress et est vécu comme un moment désagréable. L'objectif de cette méthode est de détourner l'attention du patient de ce qu'il se passe dans la salle de soin et de rediriger cette attention vers des stimuli perçus comme agréables et qui peuvent prendre la forme de vidéos, dessins animés etc…

Le défi étant de trouver une production audiovisuelle qui engendrera chez le patient une source de plaisir qui soit supérieure aux désagréments du soin. Ces techniques de distraction audio-visuelles sont de nos jours majoritairement employés chez les jeunes patients, les adultes préféreront plutôt une stimulation seulement auditive sous forme de musique notamment. Cela peut s'expliquer par le fait que les adultes sont capables de faire preuve d'abstraction davantage que les enfants et par conséquent il n'y a pas forcément besoin de saturer deux de leurs sens (l'ouïe et la vision) par des stimuli visuel et auditif pour parvenir à détourner leur attention du soin.

A l'inverse les plus jeunes patients ont une durée de concentration plus limitée que les adultes et donc il faudra fournir plus d'efforts pour les amener à faire abstraction du soin. C'est pour cela qu'il peut s'avérer utile de saturer leurs perceptions sensorielles visuelle et auditive avec des stimuli perçus comme agréables et prenant la forme de dessins animés, films d'animation (figure 27).

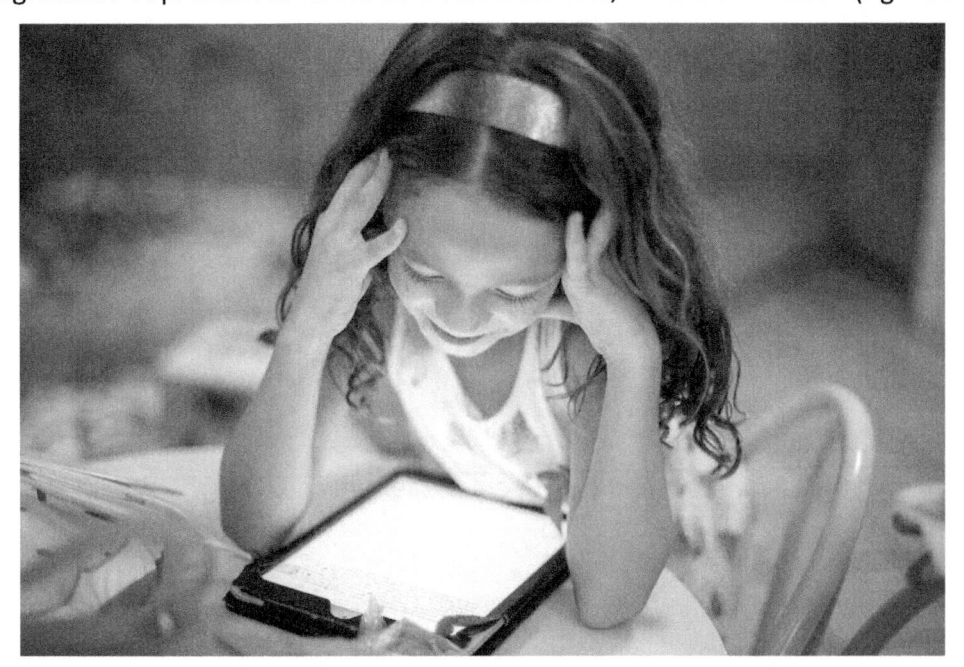

Figure 21: De nos jours les enfants sont très vite mis en contact avec les supports numériques. On peut utiliser cette proximité à notre avantage pour tenter de diminuer l'anxiété en situation de soin

Par ailleurs les enfants sont de plus en plus familiers avec les supports numériques qu'ils apprécient particulièrement donc cela participe également au succès de la méthode car beaucoup d'enfants associent l'objet tablette ou téléphone à quelque chose de plaisant.

Avec l'arrivée de la réalité virtuelle et des casques de réalité augmentée, le détournement de l'attention de l'enfant est plus efficace car ces procédés sont beaucoup plus immersifs. Enfin un autre intérêt de ces méthodes de distraction audio-visuelle réside dans le fait qu'elles soient assez faciles à mettre en place car elles ne nécessitent pas de formations complémentaires de la part du praticien. Bien que ces méthodes aient prouvé leur efficacité dans la littérature il serait intéressant que d'autres études soient réalisées notamment pour savoir si l'effet de diminution de l'anxiété est lié au type de support employé (téléphone, tablette, télévision…) et auquel cas voir s'il existe un type de support plus efficace qu'un autre. Par ailleurs il serait également intéressant de savoir si l'efficacité de ces méthodes est fonction ou non de la taille de l'écran utilisé.

3) Les informations préparatoires

Des études concluent que des informations préalables aux soins diminuent le niveau d'anxiété du patient comparativement aux groupes contrôles n'ayant pas reçu ces informations [161]–[164]. Deux essais concluent qu'il convient de privilégier l'information verbale par rapport aux formes écrite [165] ou vidéo [166]. Enfin un dernier essai n'arrive pas à conclure de manière significative quant à l'efficacité de l'information préalable sur l'anxiété générée par un système d'anesthésie assisté par ordinateur [167]. Des études prospectives ont été réalisées. L'une conclut à l'efficacité des informations préalables pour faire baisser l'anxiété, elle précise également que ces informations doivent être honnêtes, orales et claires [168] et l'autre conclut que les explications écrites ne diminuent pas l'anxiété [169]. Pour résumer, pour avoir un effet bénéfique sur l'anxiété les informations préalables doivent être orales, claires et honnêtes. Ce qu'on voit à travers ces publications c'est que l'accent est mis sur le relationnel entre le patient et le praticien. On rejoint un peu ce qui a été dit dans la partie prévention avec la nécessaire bienveillance et écoute du praticien. On rajoute cependant ici une notion plus médico-légale en insistant sur l'importance des informations préalables à un soin dentaire notamment chez le patient anxieux. Il y a également la notion de consentement qui est un préalable indispensable et obligatoire avant tout soin. Cependant chez le patient stomatophobe ce consentement sera plus difficile à obtenir et les études montrent que pour obtenir ce consentement les explications devront être données oralement et en personne. De plus il est également montré que les méthodes d'information standardisées sous forme écrite ou sous forme de vidéo ne sont pas efficace dans la diminution de l'anxiété. Ces études confirment donc que le patient anxieux est un patient qui a besoin d'un contact rassurant, bienveillant et direct. De manière générale en médecine l'information du patient est une obligation médico-légale pour que le patient puisse consentir de manière libre et éclairée. Cependant il est important de retenir que l'information préalable est bien plus qu'une simple obligation juridique, selon comment elle est délivrée elle a aussi des vertus thérapeutiques de diminution de l'anxiété et de mise en confiance des patients.

4) La sédation consciente

En odontologie, la notion de sédation consciente peut se définir comme l'atteinte d'un niveau de conscience diminué qui préserve la capacité du patient à respirer de lui-même et à répondre aux demandes du chirurgien-dentiste. Tout cela dans l'objectif de pouvoir mener à bien une intervention dentaire. Plusieurs articles scientifiques traitent de la sédation consciente. Parmi eux trois essais cliniques intéressants. Le premier met en évidence de façon significative l'efficacité du diazepam, midazolam et meopa sur l'anxiété des patients [170]. Le second essai traite de la combinaison midazolam et meopa et conclut à l'efficacité de cette association [171]. Le dernier essai conclut quant à lui à l'efficacité du meopa (figure 28) [172].

Une étude prospective montre également l'efficacité du midazolam, de la kétamine et de l'anesthésie générale [173]. Enfin, deux revues systématiques, l'une conclut à l'efficacité de la kétamine sur le traitement de l'anxiété dentaire et l'autre ne peut pas conclure à l'efficacité des moyens de sédation consciente à cause d'un manque de moyens standardisés d'évaluation des résultats [174].

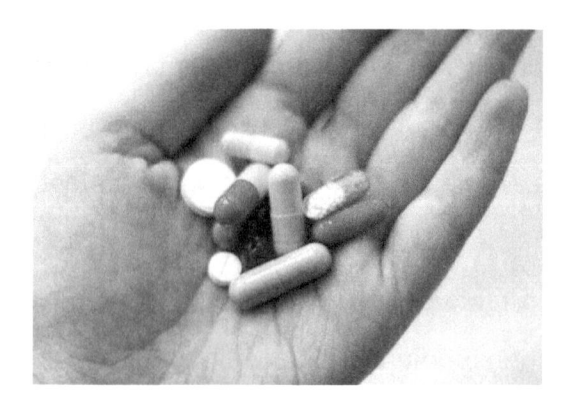

Figure 22: En odontologie les benzodiazépines et l'hydroxyzine font partie de l'arsenal thérapeutique pour diminuer ou modérer l'anxiété des patients

En ce qui concerne le meopa il s'agit d'un mélange équimolaire d'oxygène et de protoxyde d'azote, cela donne un gaz inorganique, sans couleur ni odeur. Ce gaz a été utilisé dans le domaine dentaire dès le milieu du 19ème siècle [175], [176]. De nos jours s'il est utilisé en suivant les recommandations de sécurité et des fabricants il est un bon moyen pour lutter contre l'anxiété des patients [177]. Il s'agit du gaz anesthésiant le plus utilisé dans le monde [178]. Une fois inspiré le gaz passe dans la trachée et va jusque dans les poumons avant de passer dans le sang au niveau des alvéoles pulmonaires. Un fois dans le sang il diffuse jusqu'au cerveau où aura lieu l'action sédative [175]. Le meopa a une très grande rapidité d'action de l'ordre de quelques dizaines de secondes. Il s'agit d'un gaz peu soluble qui est transporté seul dans le sang, il ne se combine pas à l'hémoglobine et ne subit aucune transformation biochimique. Il est rapidement éliminé de l'organisme par voie pulmonaire à l'expiration [175]. Le meopa est aussi bien indiqué chez l'adulte que chez l'enfant. Cependant tout chirurgien-dentiste travaillant en France doit se former avant de pouvoir utiliser le meopa. En effet le professionnel doit suivre une formation qualifiante dispensée par un organisme de formation reconnu par l'ordre des chirurgiens-dentistes [179].

5) La musique

Plusieurs essais cliniques montrent que l'écoute de musique est bénéfique pour diminuer le niveau d'anxiété du patient [180], [181]. Par ailleurs, un essai clinique n'a pas trouvé de différence [182]. D'autres études prospectives concluent à l'efficacité de la musique et notamment dans la gestion de l'anxiété mais regrette qu'il n'y ait pas davantage d'essais cliniques sur le sujet [183]. Enfin une revue systématique montre qu'il y'a de plus en plus de preuves en faveur de l'efficacité de la musique dans le traitement de l'anxiété dentaire mais qu'il faudrait davantage d'essais cliniques randomisés pour mettre en évidence un lien significatif [184]. Il ressort de ces publications que l'écoute de la musique semble être un traitement prometteur pour l'anxiété dentaire, cependant davantage d'études sont nécessaires pour approfondir. La musique est une forme d'expression artistique. Il s'agit de s'approprier des sons de les modifier, de les transformer, et de les organiser de façon à ce que la composition musicale obtenue suscite des émotions chez l'auditeur. Chaque personne a des sensibilités différentes et c'est pour cette raison que les gouts musicaux varient selon les gens. Toujours est-il que l'écoute de musique demeure une expérience plaisante pour la plupart. Dans le cadre d'une visite dentaire, l'écoute de la musique peut s'avérer bénéfique pour diminuer l'anxiété du patient et cela principalement pour deux raisons.

Premièrement cela détournera l'attention du patient du soin car il percevra des stimuli audios agréables. Par ailleurs l'écoute de musique permet également de masquer les bruits ambiants (bruit de la turbine de l'aspiration etc...) qui sont le plus souvent perçus par les patients comme anxiogènes. De plus pour de meilleurs résultats, le patient peut porter un casque audio pour être davantage en immersion.

6) L'absence des parents

Cette solution concerne l'odontologie pédiatrique. Des essais cliniques traitant de ce sujet arrivent à des conclusions contradictoires.

Une étude conclut à l'efficacité de l'absence des parents sur l'anxiété et le comportement de l'enfant [185]. Une autre étude ne montre pas de différence

[186]. Enfin le troisième essai [187] étudie une solution alternative, il s'agit de garder le parent en salle de soin mais de lui demander de se comporter en observateur passif. L'essai conclut à l'efficacité de cette méthode.

Effectivement la présence des parents lors des soins peut être un avantage ou un inconvénient selon la situation car l'enfant se sentira rassuré par la présence de son parent mais il peut aussi surjouer (même inconsciemment) le fait d'avoir mal ou d'avoir peur dans le but d'attirer l'attention du parent.

A l'heure actuelle il n'y a pas de consensus quant à savoir s'il vaut mieux que les soins se déroulent avec ou sans un parent présent. Cependant même si les parents sont absents de la salle de soins il est important qu'ils soient présents à chaque rdv pour les inclure dans la démarche de prise en charge de leur enfant de manière active et responsable.

7) L'aromathérapie

Deux essais contrôlés randomisés traitent de ce sujet. Ils concluent tous les deux à l'efficacité des huiles essentielles (lavande [188] et passiflore [189]) sur l'anxiété des patients. Bien que les résultats de ces essais semblent encourageants, davantage d'études sont nécessaires pour explorer un éventuel lien entre diminution de l'anxiété et huiles essentielles. L'efficacité de cette approche nécessitent davantage d'investigations.

Cependant cette approche peut être mise en œuvre avec des patients qui y sont réceptifs, il convient tout de même de se former un minimum pour connaitre les propriétés associées aux différentes huiles essentielles. Il s'agit ici de stimuler l'odorat du patient dans le but que ces stimuli olfactifs fassent diminuer son anxiété.

8) Autres traitements

Une étude dans le champ de l'odontologie pédiatrique montre qu'il est efficace de motiver l'enfant avec un petit cadeau en fin de soin pour diminuer son anxiété lors des prochaines visites, l'efficacité de la technique serait également visible en per-opératoire sur le comportement de l'enfant qui est incité à rester coopératif et recevoir son cadeau à la fin [190].

Une autre étude indique qu'il n'est pas efficace de masquer les yeux du patient, au contraire cela aurait un effet contre-productif en augmentant le niveau de stress et d'anxiété [191]. Deux autres études s'intéressent à des techniques de relaxation pour lutter contre l'anxiété, la première suggère l'efficacité de séances de relaxation musculaire [192] et l'autre suggère l'efficacité de l'acupuncture [193].

Plusieurs approches thérapeutiques existent pour lutter contre la stomatophobie installée, certaines ont fait leur preuve d'un point de vue scientifique et d'autres sont plus empiriques avec moins de publications scientifiques à leur sujet. Cependant les connaissances scientifiques évoluent rapidement dans le domaine de la gestion du stress et de l'anxiété.

VII) Conclusion

La stomatophobie est un problème complexe à plusieurs facettes. Il n'y a pas de fatalité et il est possible de gérer cette condition avec un suivi adapté par un professionnel qualifié. Concernant la gestion de cette pathologie le processus est long et passe notamment par la création d'une relation de confiance et d'empathie avec le praticien traitant. La création de cette relation fait partie intégrante du soin. Dans notre profession, l'expérience dentaire a une représentation mentale forte chez les patients et notre rôle est aussi de vulgariser notre science, la rendre accessible au public afin de transmettre et partager cette éducation dentaire, sensibiliser les patients à leur condition bucco-dentaire et les amener à devenir proactifs avec comme résultat une santé orale améliorée. Cela redonne ainsi le contrôle au patient qui devient par ailleurs un allié de coopération pour le chirurgien-dentiste également, cela favorisera la pérennité de sa pris en charge.

Chaque patient libéré de la stomatophobie contribue à la baisse de la prévalence de celle-ci mais aussi à la baisse de son incidence et de sa transmission. En effet elle se transmet souvent des parents aux enfants. C'est aussi à nous chirurgiens-dentistes d'opérer la rupture avec des idées reçues et des clichés parfois vieux de plusieurs siècles et qui persistent encore aujourd'hui avec une attitude inclusive et pédagogique avec les patients, favorisant l'autonomie de ces derniers. Ce changement passera surtout des progrès techniques, scientifiques mais surtout politiques.

VIII) Bibliographie

[1] A. M. Mark, "Coping skills for facing dental fears," *The Journal of the American Dental Association*, vol. 148, p. 130, 2017, doi: 10.1016/j.adaj.2016.12.003.

[2] N. A. Saliba, S. A. S. Moimaz, C. A. S. Garbin, and D. G. Diniz, "Dentistry in Brazil: Its History and Current Trends," *J Dent Educ*, vol. 73, no. 2, pp. 225–231, Feb. 2009, doi: 10.1002/j.0022-0337.2009.73.2.tb04658.x.

[3] Akhter Hussain and Faizan Ahmed Khan, "History of dentistry.," *Archives of Medicine and Health Sciences*, Aug. 2014, doi: 10.4103/2321-4848.133850.

[4] V. Guerini, "A History of Dentistry from the most Ancient Times until the end of the Eighteenth century, by Vincenzo Guerini," 1909. [Online]. Available: www.gutenberg.org.

[5] "Histoire des chirurgiens, barbiers et barbiers-chirurgiens." https://www.medarus.org/Medecins/MedecinsTextes/divers_institutions/chirurgiens_barbiers.html (accessed May 23, 2022).

[6] "Un barbier-arracheur de dents en Andalousie - Persée." https://www.persee.fr/doc/hom_0439-4216_1967_num_7_1_366864 (accessed Jun. 04, 2022).

[7] "Les arracheurs de dents Jean Claude TSAVDARIS." https://www.yonne-89.net/arracheurs_de_dents.htm (accessed Jun. 04, 2022).

[8] "Une brève histoire de la stomatologie — Medica — BIU Santé, Paris." https://www.biusante.parisdescartes.fr/histoire/medica/presentations/orl/i.php (accessed May 23, 2022).

[9] C. D. Lynch, v. R. O'Sullivan, and C. T. McGillycuddy, "Pierre Fauchard: the 'Father of Modern Dentistry,'" *Br Dent J*, doi: 10.1038/sj.bdj.4814350.

[10] "Normalisation en médecine bucco-dentaire, travail coopératif." https://www.adf.asso.fr/articles/la-normalisation-en-medecine-bucco-dentaire (accessed Jun. 04, 2022).

[11] Thomas M. Schulein DDS, "The-History-of-Operative-Dentistry".

[12] J. P. Crowley, "The most important invention in the history of dentistry and what it teaches us about the future," *Journal of the American Dental Association*, vol. 148, no. 10, pp. 707–708, Oct. 2017, doi: 10.1016/J.ADAJ.2017.08.024.

[13]   J. Forrai, "HISTORY OF X-RAY IN DENTISTRY História dos raios X em Odontologia."

[14]   J. A. Woodcock, "Public perception: Dental imaging?," *Br Dent J*, vol. 225, no. 1, p. 3, 2018, doi: 10.1038/sj.bdj.2018.552.

[15]   "Définitions : peur - Dictionnaire de français Larousse." https://www.larousse.fr/dictionnaires/francais/peur/60046 (accessed Jun. 04, 2022).

[16]   P. Sylvers, S. O. Lilienfeld, and J. L. Laprairie, "Differences between trait fear and trait anxiety: Implications for psychopathology," 2010, doi: 10.1016/j.cpr.2010.08.004.

[17]   "DSM-5 Diagnostic Criteria for a Specific Phobia." https://www.verywellmind.com/diagnosing-a-specific-phobia-2671981 (accessed Jun. 04, 2022).

[18]   A. Olsson, "Social learning of fear," 2014, doi: 10.1038/nn1968.

[19]   "THE AMYGDALA AND THE EMOTIONS." https://benbest.com/science/anatmind/anatmd9.html (accessed May 27, 2022).

[20]   M. H. Stefan Bracha, "Freeze, Flight, Fight, Fright, Faint: Adaptationist Perspectives on the Acute Stress Response Spectrum."

[21]   "Fear Not | Science News." https://www.sciencenews.org/article/fear-not (accessed May 28, 2022).

[22]   Oliver von Bohlen, *Neurotransmitters and Neuromodulators*. Wiley-VCH, 2006.

[23]   K. Amunts *et al.*, "Cytoarchitectonic mapping of the human amygdala, hippocampal region and entorhinal cortex: intersubject variability and probability maps", doi: 10.1007/s00429-005-0025-5.

[24]   "The Emotional Brain, Fear, and the Amygdala", doi: 10.1023/A:1025048802629.

[25]   D. T. Cheng, D. C. Knight, C. N. Smith, E. A. Stein, and F. J. Helmstetter, "Functional MRI of Human Amygdala Activity During Pavlovian Fear Conditioning: Stimulus Processing Versus Response Expression," 2003, doi: 10.1037/0735-7044.117.1.3.

[26] M. Berdoy, J. P. Webster, and D. W. Macdonald, "Fatal attraction in rats infected with Toxoplasma gondii," 2000, doi: 10.1098/rspb.2000.1182.

[27] J. Radua et al., "Neural response to specific components of fearful faces in healthy and schizophrenic adults."

[28] A. R. Hornblow and M. A. Kidson, "THE VISUAL ANALOGUE SCALE FOR ANXIETY: A VALIDATION STUDY*," *Australian and New Zealand Journal of Psychiatry*, vol. 10, p. 339, 1976.

[29] N. H. Luyk, F. M. Beck, and J. M. Weaver, "A Visual Analogue Scale in the Assessment of Dentl Anxiety," *Anesth Prog*, vol. 35, pp. 121–123, 1988.

[30] E. Facco et al., "Toward the Validation of Visual Analogue Scale for Anxiety".

[31] J. M. Armfield, "How Do We Measure Dental Fear and What Are We Measuring Anyway?," 2014, doi: 10.3290/j.ohpd.a19198.

[32] A. H. B. Schuurs^ and J. Hoogstraten^, "Commnnify Dentistry and Oral Epidemiology Appraisal of dental anxiety and fear questionnaires: a review".

[33] "What is a Dental Anxiety Scale? - Dental Brothers." https://www.dentalbrothers.com/what-is-a-dental-anxiety-scale/ (accessed Jun. 05, 2022).

[34] "Modified Dental Anxiety Scale | University of St Andrews." https://www.st-andrews.ac.uk/dentalanxiety/faq/#d.en.71194 (accessed May 29, 2022).

[35] M. Tolvanen, K. Puijola, J. M. Armfield, and S. Lahti, "Translation and validation of the Finnish version of the Index of dental anxiety and fear (IDAF-4C +) among dental students," 2017, doi: 10.1186/s12903-017-0375-4.

[36] Irene Aartman, "Reliability and validity of the short version of the Dental Anxiety Inventory".

[37] Naoki Ikeda and Takao Ayuse, "Reliability and validity of the short version of the Dental Anxiety Inventory (S- DAI) in a Japanese population," 2013.

[38] L. Svensson, M. Hakeberg, and U. Wide, "Evaluating the validity of the Index of Dental Anxiety and Fear (IDAF-4C+) in adults with severe dental anxiety," *Eur J Oral Sci*, vol. 128, no. 5, pp. 423–428, Oct. 2020, doi: 10.1111/eos.12731.

[39] "Reliability and validity of the Index of Dental Anxiety and Fear (IDAF-4C +) in an Australian adult sample."

[40] W. U. Boman, "Translation and psychometric properties of the Swedish version of the Index of Dental Anxiety and Fear (IDAF-4C +)," *Eur J Oral Sci*, vol. 123, pp. 453–459, 2015, doi: 10.1111/eos.12229.

[41] M. Carrillo-Diaz, A. Crego, J. M. Armfield, and M. Romero, "Adaptation and Psychometric Properties of the Span-ish Version of the Index of Dental Anxiety and Fear (IDAF-4C +)," *Oral Health Prev Dent*, vol. 10, no. 4, pp. 327–337, 2012.

[42] "Canadian Dental Association." http://www.cda-adc.ca/en/oral_health/cfyt/dental_care_children/first_visit.asp (accessed Feb. 20, 2022).

[43] C. Banchereau, A. Doussin, T. Rochereau, and C. Sermet, "L'évaluation sociale du bilan bucco-dentaire : le BBD a-t-il atteint sa cible ?".

[44] "Le bilan bucco-dentaire : suivi prospectif d'adolescents en France."

[45] "Prescrire - Tous les articles en Une: Archive '"Bilan dentaire de l'enfant : une opportunité sous-exploitée"', 1er juin 2004." https://www.prescrire.org/fr/3/31/23471/0/2004/ArchiveNewsDetails.aspx?page=4 (accessed Apr. 03, 2022).

[46] "Bilan bucco-dentaire : de 13 à 18 ans." https://www.e-sante.fr/bilan-bucco-dentaire-13-18-ans/actualite/759 (accessed Apr. 03, 2022).

[47] HCSP, "Actualité et dossier en santé publique n° 51."

[48] F. Traver, M.-J. du Saucey, and C. Gaucher, "ÉTAT BUCCO-DENTAIRE DES JEUNES PARTICIPANT AU DISPOSITIF DE L'EXAMEN BUCCO-DENTAIRE (EBD)," vol. 26, p. 490, 2014, doi: 10.3917/spub.144.0481.

[49] "Le dispositif « M'T dents » étendu aux jeunes de 21 et de 24 ans | Dynamique Dentaire." https://www.dynamiquedentaire.com/le-dispositif-mt-dents-etendu-aux-jeunes-de-21-et-de-24-ans/ (accessed Apr. 03, 2022).

[50] "M'T dents désormais élargi aux enfants dès l'âge de 3 ans | Dynamique Dentaire." https://www.dynamiquedentaire.com/mt-dents-desormais-elargi-aux-enfants-des-lage-de-3-ans/ (accessed Apr. 03, 2022).

[51] "Maintien du programme « M'T dents » - Sénat." https://www.senat.fr/questions/base/2014/qSEQ141113587.html (accessed Apr. 03, 2022).

[52] "Dispositif « M'T dents » - Sénat." https://www.senat.fr/questions/base/2015/qSEQ150214775.html (accessed Apr. 03, 2022).

[53] "Un examen bucco-dentaire gratuit pour les femmes enceintes | santé pratique Paris." https://sante-pratique-paris.fr/dossier/services-aux-assures-dossier/soins-dentaires-un-examen-gratuit-pour-les-femmes-enceintes/ (accessed Apr. 10, 2022).

[54] "Oral health for children - Canada.ca." https://www.canada.ca/en/public-health/topics/oral-health/caring-your-teeth-mouth/children.html (accessed Feb. 20, 2022).

[55] "Suivi dentaire préventif en milieu scolaire - Activités et services offerts en santé dentaire publique - Professionnels de la santé - MSSS." https://www.msss.gouv.qc.ca/professionnels/sante-dentaire/activites-et-services-sante-dentaire/suivi-dentaire-preventif-en-milieu-scolaire/ (accessed Feb. 20, 2022).

[56] "Services dentaires à l'école (scellants et fluorures) - CISSS de Chaudière-Appalaches." https://www.cisssca.com/soins-et-services/prevention-et-conseils-sante/sante-dentaire/services-dentaires-a-lecole-scellants-et-fluorures/ (accessed Feb. 20, 2022).

[57] "The State of Oral Health in Canada," 2017.

[58] "The State of Oral Health." https://www.cda-adc.ca/stateoforalhealth/cohr/ (accessed May 08, 2022).

[59] "About COHR — COHR Clearinghouse." http://www.oralhealthroundtable.ca/what-we-do (accessed May 08, 2022).

[60] "Your Dental Health ." https://www.yourdentalhealth.ca/about/ (accessed May 08, 2022).

[61] "Dental hygiene services delivered to your door | Faculty of Medicine & Dentistry." https://www.ualberta.ca/medicine/news/2015/november/dental-hygiene-services-delivered-to-your-door.html (accessed May 08, 2022).

[62] "Healthy Smile Happy Child | Dr. Gerald Niznick College of Dentistry | University of Manitoba." https://umanitoba.ca/dentistry/community-and-partners/healthy-smile-happy-child (accessed May 08, 2022).

[63] "Tooth Time | TVOKids.com." https://www.tvokids.com/preschool/apps/tooth-time (accessed May 08, 2022).

[64] "Patients struggling to get NHS dental care across England, says watchdog | Dentists | The Guardian." https://www.theguardian.com/society/2021/feb/06/patients-struggling-to-get-nhs-dental-care-across-england-says-watchdog (accessed Apr. 15, 2022).

[65] "BBC NEWS | Health | Less than half have NHS dentists." http://news.bbc.co.uk/2/hi/health/2935611.stm (accessed Apr. 17, 2022).

[66] "NHS dentistry: How to stop an exodus." https://bda.org/news-centre/blog/Pages/how-to-stop-an-exodus-from-NHS-dentistry.aspx (accessed Apr. 17, 2022).

[67] "New crisis in finding a dentist as 1,000 quit the profession | Express.co.uk." https://www.express.co.uk/life-style/health/1547302/Dentist-new-crisis-1000-quit-NHS (accessed Apr. 17, 2022).

[68] "Pénurie de dentistes du NHS : le cauchemar des patients de l'Est-Anglie." https://www.dentaire365.fr/actualites/actualites-365/angleterre-le-parcours-du-combattant-des-patients-pour-trouver-un-dentiste-du-nhs/ (accessed Apr. 15, 2022).

[69] "As dentistry faces the 'worst crisis in its history', even finding a dentist is like pulling teeth | Daily Mail Online." https://www.dailymail.co.uk/health/article-10179275/As-dentistry-faces-worst-crisis-history-finding-dentist-like-pulling-teeth.html (accessed Apr. 17, 2022).

[70] "Recovery of NHS dental care too slow to help thousands left in pain | Healthwatch." https://www.healthwatch.co.uk/blog/2021-12-12/recovery-nhs-dental-care-too-slow-help-thousands-left-pain (accessed Apr. 17, 2022).

[71] "Dentist shortage in south-west England leaves patients doing DIY treatments | Dentists | The Guardian." https://www.theguardian.com/society/2022/may/10/dental-patients-south-west-england-unable-register-nhs-treatment (accessed May 13, 2022).

[72] "FDI Survey - UK Schools - Oral Health." https://www.multivu.com/players/uk/8512751-fdi-survey-uk-schools-last-in-oral-health/ (accessed Apr. 15, 2022).

[73] "Government should do more to promote free NHS child dental care." https://dla.org.uk/government-should-do-more-to-promote-free-nhs-child-dental-care/ (accessed Apr. 15, 2022).

[74] "NHS needs new youth dental programmes, says paediatric consultant." https://dla.org.uk/nhs-needs-new-youth-dental-programmes-says-paediatric-consultant/ (accessed Apr. 15, 2022).

[75] M. Carrillo-Díaz, B. Carmen Migueláñez-Medrán, C. Nicto-Moraleda, M. Romero-Maroto, and M. José González-Olmo, "How Can We Reduce Dental Fear in Children? The Importance of the First Dental Visit," 2021, doi: 10.3390/children8121167.

[76] U. Fran and L. Top, "Les Français et la peur du dentiste , une étude OpinionWay * pour Doctolib . Les femmes et les jeunes de 25 - 34 ans sont les plus angoissés … et les plus demandeurs d ' astuces anti - stress de la part de leur dentiste .," 2016.

[77] I. Centre for Health and S. Care, "Access and barriers to care - a report from the Adult Dental Health Survey," 2011. [Online]. Available: www.ic.nhs.uk

[78] B. Chanpong, D. A. Haas, and D. Locker, "Need and demand for sedation or general anesthesia in dentistry: a national survey of the Canadian population.," *Anesth Prog*, vol. 52, no. 1, pp. 3–11, 2005, doi: 10.2344/0003-3006(2005)52[3:NADFSO]2.0.CO;2.

[79] J. G. Lovas, "Rapid Relaxation - Practical Management of Preoperative Anxiety," 2007. [Online]. Available: www.cda-adc.ca/jcda/vol-73/issue-5/437.html

[80] "Arrêté du 8 avril 2013 relatif au régime des études en vue du diplôme d'Etat de docteur en chirurgie dentaire - Légifrance." https://www.legifrance.gouv.fr/jorf/id/JORFTEXT000027343802/ (accessed Apr. 18, 2022).

[81] Nantes université, "Organisation études dentaires." [Online]. Available: http://www.odontologie.univ-nantes.fr/

[82] "Postgraduate Certificate Clinical Conscious Sedation and Anxiety Management | Bristol Dental School | University of Bristol." http://www.bristol.ac.uk/dental/courses/postgraduate/conscious-sedation-anxiety-management/ (accessed Apr. 18, 2022).

[83] A. Stenebrand, M. Hakeberg, A. N. Helkimo, G. Koch, and U. W. Boman, "Dental anxiety and oral health in 15-year-olds: a repeated cross-sectional study over 30 years.," *Community Dent Health*, vol. 32, pp. 221–225, 2015, [Online]. Available: http://www.ncbi.nlm.nih.gov/pubmed/26738219

[84] A. Jain, B. S. Suprabha, R. Shenoy, and A. Rao, "Association of temperament with dental anxiety and behaviour of the preschool child during the initial dental visit.," *Eur J Oral Sci*, vol. 127, pp. 147–155, 2019, [Online]. Available: http://www.ncbi.nlm.nih.gov/pubmed/30724404

[85] D. S. M. Lima, K. A. Barreto, R. C. I. C. Rank, J. E. R. Vilela, M. S. N. P. Corrêa, and V. Colares, "Does previous dental care experience make the child less anxious? {An} evaluation of anxiety and fear of pain.," *Eur Arch Paediatr Dent*, vol. 22, pp. 139–143, 2021, [Online]. Available: http://www.ncbi.nlm.nih.gov/pubmed/32346834

[86] N. Jeddy, S. Nithya, T. Radhika, and N. Jeddy, "Dental anxiety and influencing factors: {A} cross-sectional questionnaire-based survey.," *Indian J Dent Res*, vol. 29, pp. 10–15, 2018, [Online]. Available: http://www.ncbi.nlm.nih.gov/pubmed/29442080

[87] R. P. Piano, W. A. Vieira, J. Sousa-Silva, L. R. Paranhos, and L. Rigo, "Evaluation of anxiety levels and their characteristics in dental care: {Cross}-sectional study.," *Indian J Dent Res*, vol. 30, pp. 300–304, 2019, [Online]. Available: http://www.ncbi.nlm.nih.gov/pubmed/31169166

[88] C. N. Eroglu, H. Ataoğlu, and K. Küçük, "Factors affecting anxiety-fear of surgical procedures in dentistry.," *Niger J Clin Pract*, vol. 20, pp. 409–414, 2017, [Online]. Available: http://www.ncbi.nlm.nih.gov/pubmed/28406119

[89] K. A. Barreto *et al.*, "Factors associated with dental anxiety in {Brazilian} children during the first transitional period of the mixed dentition.," *Eur Arch Paediatr Dent*, vol. 18, pp. 39–43, 2017, [Online]. Available: http://www.ncbi.nlm.nih.gov/pubmed/28074339

[90] C.-S. Lin, C.-Y. Lee, L.-L. Chen, L.-T. Wu, S.-F. Yang, and T.-F. Wang, "Magnification of fear and intention of avoidance in non-experienced versus experienced dental treatment in adults.," *BMC Oral Health*, vol. 21, p. 328, 2021, [Online]. Available: http://www.ncbi.nlm.nih.gov/pubmed/34210309

[91] Y. Sirin, S. Yildirimturk, and N. Ay, "Do state-trait anxiety and previous unpleasant dental experiences predict the need for sedation in women having

third molar surgery?," *Br J Oral Maxillofac Surg*, vol. 58, pp. 530–534, 2020, [Online]. Available: http://www.ncbi.nlm.nih.gov/pubmed/32127215

[92] Y. C. Doganer, U. Aydogan, H. U. Yesil, J. E. Rohrer, M. D. Williams, and D. C. Agerter, "Does the trait anxiety affect the dental fear?," *Braz Oral Res*, vol. 31, p. e36, 2017, [Online]. Available: http://www.ncbi.nlm.nih.gov/pubmed/28513787

[93] M. A. Oliveira, M. P. Vale, C. B. Bendo, S. M. Paiva, and J. M. Serra-Negra, "Influence of negative dental experiences in childhood on the development of dental fear in adulthood: a case-control study.," *J Oral Rehabil*, vol. 44, pp. 434–441, 2017, [Online]. Available: http://www.ncbi.nlm.nih.gov/pubmed/28386938

[94] T. Vanhee, S. Mourali, P. Bottenberg, W. Jacquet, and A. vanden Abbeele, "Stimuli involved in dental anxiety: {What} are patients afraid of?: {A} descriptive study.," *Int J Paediatr Dent*, vol. 30, pp. 276–285, 2020, [Online]. Available: http://www.ncbi.nlm.nih.gov/pubmed/31724773

[95] J. Kruger and D. Dunning, "Unskilled and unaware of it: how difficulties in recognizing one's own incompetence lead to inflated self-assessments," *J Pers Soc Psychol*, vol. 77, no. 6, pp. 1121–1134, 1999, doi: 10.1037//0022-3514.77.6.1121.

[96] M. T. Dadalti, A. J. Cunha, T. G. Souza, B. A. Silva, R. R. Luiz, and P. A. Risso, "Anxiety about dental treatment - a gender issue.," *Acta Odontol Latinoam*, vol. 34, pp. 195–200, 2021, [Online]. Available: http://www.ncbi.nlm.nih.gov/pubmed/34570166

[97] F. A. Alsadat, A. A. El-Housseiny, N. M. Alamoudi, D. A. Elderwi, A. M. Ainosa, and F. M. Dardeer, "Dental fear in primary school children and its relation to dental caries.," *Niger J Clin Pract*, vol. 21, pp. 1454–1460, 2018, [Online]. Available: http://www.ncbi.nlm.nih.gov/pubmed/30417844

[98] S. N. Drachev, T. Brenn, and T. A. Trovik, "Prevalence of and factors associated with dental anxiety among medical and dental students of the {Northern} {State} {Medical} {University}, {Arkhangelsk}, {North}-{West} {Russia}.," *Int J Circumpolar Health*, vol. 77, p. 1454786, 2018, [Online]. Available: http://www.ncbi.nlm.nih.gov/pubmed/29564967

[99] S. Acharya, S. Joshi, and A. Pradhan, "Anxiety {Level} of {Patients} {Undergoing} {Oral} {Surgical} {Procedures}.," *J Nepal Health Res Counc*, vol. 16, pp. 27–31, 2018, [Online]. Available: http://www.ncbi.nlm.nih.gov/pubmed/29717285

[100] "Santé bucco-dentaire: Hommes VS Femmes - Swiss Dental Services." https://swissdentalservices.com/blog/fr/hommes-vs-femmes/ (accessed Apr. 24, 2022).

[101] R. L. Street, "Gender differences in health care provider-patient communication: are they due to style, stereotypes, or accommodation?," *Patient Educ Couns*, vol. 48, no. 3, pp. 201–206, 2002, doi: 10.1016/S0738-3991(02)00171-4.

[102] K. A. Pierce and D. R. Kirkpatrick, "Do men lie on fear surveys?," *Behaviour research and therapy*, vol. 30, no. 4, pp. 415–418, 1992, doi: 10.1016/0005-7967(92)90055-L.

[103] A. M. Unruh, "Gender variations in clinical pain experience," *Pain*, vol. 65, no. 2–3, pp. 123–167, 1996, doi: 10.1016/0304-3959(95)00214-6.

[104] E. J. Bartley and R. B. Fillingim, "Sex differences in pain: A brief review of clinical and experimental findings," *Br J Anaesth*, vol. 111, no. 1, pp. 52–58, 2013, doi: 10.1093/bja/aet127.

[105] A. P. Strieder, T. M. Oliveira, D. Rios, A. F. P. Cruvinel, and T. Cruvinel, "Is there a relationship of negative oral health beliefs with dental fear and anxiety regarding diverse dental patient groups? {A} systematic review and meta-analysis.," *Clin Oral Investig*, vol. 23, pp. 3613–3621, 2019, [Online]. Available: http://www.ncbi.nlm.nih.gov/pubmed/30612241

[106] L. Merdad and A. A. El-Housseiny, "Do children's previous dental experience and fear affect their perceived oral health-related quality of life ({OHRQoL})?," *BMC Oral Health*, vol. 17, p. 47, 2017, [Online]. Available: http://www.ncbi.nlm.nih.gov/pubmed/28093086

[107] P. Busato, R. R. Garbín, C. N. Santos, L. R. Paranhos, and L. Rigo, "Influence of maternal anxiety on child anxiety during dental care: cross-sectional study.," *Sao Paulo Med J*, vol. 135, pp. 116–122, 2017, [Online]. Available: http://www.ncbi.nlm.nih.gov/pubmed/28423066

[108] L. A. de A. Júnior, V. B. M. Rodrigues, L. R. Costa, and P. Corrêa-Faria, "Is dental anxiety associated with the behavior of sedated children?," *Braz Oral Res*, vol.

35, p. e088, 2021, [Online]. Available: http://www.ncbi.nlm.nih.gov/pubmed/34378670

[109] J. C. Barasuol, L. R. da S. Assunção, F. C. Fraiz, and J. V. N. B. Menezes, "Oral {Health} {Literacy} as a {Predictor} of {Dental} {Anxiety} in {Parents} of {Children} {Undergoing} {Dental} {Treatment}.," *J Dent Child (Chic)*, vol. 84, pp. 125–131, 2017, [Online]. Available: http://www.ncbi.nlm.nih.gov/pubmed/29282168

[110] M. G. Cademartori, V. P. P. Costa, M. B. Corrêa, and M. L. Goettems, "The influence of clinical and psychosocial characteristics on children behaviour during sequential dental visits: a longitudinal prospective assessment.," *Eur Arch Paediatr Dent*, vol. 21, pp. 43–52, 2020, [Online]. Available: http://www.ncbi.nlm.nih.gov/pubmed/31066016

[111] O. M. Felemban, M. A. Alshoraim, A. A. El-Housseiny, and N. M. Farsi, "Effects of {Familial} {Characteristics} on {Dental} {Fear}: {A} {Cross}-sectional {Study}.," *J Contemp Dent Pract*, vol. 20, pp. 610–615, 2019, [Online]. Available: http://www.ncbi.nlm.nih.gov/pubmed/31316027

[112] "La santé dentaire des enfants, un marqueur d'inégalités sociales | Direction de la recherche, des études, de l'évaluation et des statistiques." https://drees.solidarites-sante.gouv.fr/communique-de-presse/la-sante-dentaire-des-enfants-un-marqueur-dinegalites-sociales (accessed Oct. 09, 2022).

[113] "Santé bucco-dentaire des jeunes : le poids de l'origine sociale." https://www.inegalites.fr/Sante-bucco-dentaire-des-jeunes-le-poids-de-l-origine-sociale#nb2 (accessed Oct. 09, 2022).

[114] C. K. Lalabonova, "Impact {Of} {Dental} {Anxiety} {On} {The} {Decision} {To} {Have} {Implant} {Treatment}.," *Folia Med (Plovdiv)*, vol. 57, pp. 116–121, 2015, [Online]. Available: http://www.ncbi.nlm.nih.gov/pubmed/26933781

[115] O. Dereci, N. Saruhan, and G. Tekin, "The {Comparison} of {Dental} {Anxiety} between {Patients} {Treated} with {Impacted} {Third} {Molar} {Surgery} and {Conventional} {Dental} {Extraction}.," *Biomed Res Int*, vol. 2021, p. 7492852, 2021, [Online]. Available: http://www.ncbi.nlm.nih.gov/pubmed/34527743

[116] H. S. Gomes, L. A. C. Vieira, P. S. Costa, A. C. Batista, and L. R. Costa, "Professional dental prophylaxis increases salivary cortisol in children with dental behavioural management problems: a longitudinal study.," *BMC Oral*

Health, vol. 16, p. 74, 2016, [Online]. Available: http://www.ncbi.nlm.nih.gov/pubmed/27539128

[117] V. Pohjola, S. Lahti, H. Rantala, and M. Tolvanen, "Tobacco use and dental fear among 15-16 year-old adolescents in {Finland}.," *Community Dent Health*, vol. 37, pp. 22–25, 2020, [Online]. Available: http://www.ncbi.nlm.nih.gov/pubmed/32031344

[118] V. Pohjola, A. Rekola, K. Kunttu, and J. I. Virtanen, "Association between dental fear and oral health habits and treatment need among {University} students in {Finland}: a national study.," *BMC Oral Health*, vol. 16, p. 26, 2016, [Online]. Available: http://www.ncbi.nlm.nih.gov/pubmed/26922793

[119] N. H. Mobarek, A. M. Khalil, and D. M. Talaat, "Exposure to {Electronic} {Screens} and {Children}'s {Anxiety} and {Behavior} {During} {Dental} {Treatment}.," *J Dent Child (Chic)*, vol. 86, pp. 139–144, 2019, [Online]. Available: http://www.ncbi.nlm.nih.gov/pubmed/31645254

[120] Z. Jamali, M. Vatandoost, L. Erfanparast, N. A. Aminabadi, and S. Shirazi, "The relationship between children's media habits and their anxiety and behaviour during dental treatment.," *Acta Odontol Scand*, vol. 76, pp. 161–168, 2018, [Online]. Available: http://www.ncbi.nlm.nih.gov/pubmed/29105531

[121] M. O. Folayan *et al.*, "Associations between a history of sexual abuse and dental anxiety, caries experience and oral hygiene status among adolescents in sub-urban {South} {West} {Nigeria}.," *BMC Oral Health*, vol. 21, p. 196, 2021, [Online]. Available: http://www.ncbi.nlm.nih.gov/pubmed/33874918

[122] K. Chhabra, S. Sood, H. P. Bhatia, N. Sharma, and A. Singh, "Comparative evaluation of psychophysiological response of children with special health care needs to use of facemask-eyeshield and visor in a dental setting-A cross-sectional study," *Spec Care Dentist*, vol. 40, no. 2, pp. 145–150, Mar. 2020, doi: 10.1111/SCD.12451.

[123] R. Emanuel, R. Corcoran, and H. Cass, "A study of special care dental patient preference toward choice of mask and visor use by dental clinicians," *Spec Care Dentist*, vol. 37, no. 4, pp. 164–167, Jul. 2017, doi: 10.1111/SCD.12226.

[124] S. Mokhtari, S. Mokhtari, and M. S. Shahrabi, "Fingerprints as an index for investigating cooperation by children in dentistry: a pilot study.," *Eur Arch Paediatr Dent*, vol. 22, pp. 203–207, 2021, [Online]. Available: http://www.ncbi.nlm.nih.gov/pubmed/33037998

[125] A. Zinke, C. Hannig, and H. Berth, "Comparing oral health in patients with different levels of dental anxiety.," *Head Face Med*, vol. 14, p. 25, 2018, [Online]. Available: http://www.ncbi.nlm.nih.gov/pubmed/30458845

[126] A. Fägerstad, J. Lundgren, J. Windahl, and K. Arnrup, "Dental avoidance among adolescents - a retrospective case -control study based on dental records in the public dental service in a {Swedish} county.," *Acta Odontol Scand*, vol. 77, pp. 1–8, 2019, [Online]. Available: http://www.ncbi.nlm.nih.gov/pubmed/30022701

[127] F. C. Soares, R. A. Lima, M. V. G. de Barros, G. Dahllöf, and V. Colares, "Development of dental anxiety in schoolchildren: {A} 2-year prospective study.," *Community Dent Oral Epidemiol*, vol. 45, pp. 281–288, 2017, [Online]. Available: http://www.ncbi.nlm.nih.gov/pubmed/28266046

[128] A. Guentsch *et al.*, "Oral health and dental anxiety in a {German} practice-based sample.," *Clin Oral Investig*, vol. 21, pp. 1675–1680, 2017, [Online]. Available: http://www.ncbi.nlm.nih.gov/pubmed/27596605

[129] J. D. Coxon, M. T. Hosey, and J. T. Newton, "The impact of dental anxiety on the oral health of children aged 5 and 8 years: a regression analysis of the {Child} {Dental} {Health} {Survey} 2013.," *Br Dent J*, vol. 227, pp. 818–822, 2019, [Online]. Available: http://www.ncbi.nlm.nih.gov/pubmed/31705101

[130] J. D. Coxon, M.-T. Hosey, and J. T. Newton, "The oral health of dentally anxious five- and eight-year-olds: a secondary analysis of the 2013 {Child} {Dental} {Health} {Survey}.," *Br Dent J*, vol. 226, pp. 503–507, 2019, [Online]. Available: http://www.ncbi.nlm.nih.gov/pubmed/30980005

[131] E. Heidari, M. Andiappan, A. Banerjee, and J. T. Newton, "The oral health of individuals with dental phobia: a multivariate analysis of the {Adult} {Dental} {Health} {Survey}, 2009.," *Br Dent J*, vol. 222, pp. 595–604, 2017, [Online]. Available: http://www.ncbi.nlm.nih.gov/pubmed/28428574

[132] H. M. Wong, S.-M. Peng, A. Perfecto, and C. P. J. McGrath, "Dental anxiety and caries experience from late childhood through adolescence to early adulthood.," *Community Dent Oral Epidemiol*, vol. 48, pp. 513–521, 2020, [Online]. Available: http://www.ncbi.nlm.nih.gov/pubmed/32683779

[133] J. D. Coxon, M. T. Hosey, and J. T. Newton, "How does dental anxiety affect the oral health of adolescents? {A} regression analysis of the {Child} {Dental}

{Health} {Survey} 2013.," *Br Dent J*, vol. 227, pp. 823–828, 2019, [Online]. Available: http://www.ncbi.nlm.nih.gov/pubmed/31705102

[134] J. Hally, R. Freeman, S. Yuan, and G. Humphris, "The importance of acknowledgement of emotions in routine patient psychological assessment: The example of the dental setting," *Patient Educ Couns*, vol. 100, no. 11, pp. 2102–2105, Nov. 2017, doi: 10.1016/j.pec.2017.05.005.

[135] R. Freeman, G. Humphris, and M. Cpsychol, "Dental Anxiety, Communication and the Dental Team: Responses to Fearful Patients".

[136] S. Yuan, R. Freeman, K. Hill, T. Newton, and G. Humphris, "Communication, Trust and Dental Anxiety: A Person-Centred Approach for Dental Attendance Behaviours", doi: 10.3390/dj8040118.

[137] "Effectiveness of a communication skills training program for the treatment of anxious patients," 2004, doi: 10.1038/sj.bdj.4810907.

[138] A. Liinavuori, M. Tolvanen, V. Pohjola, and S. Lahti, "Longitudinal interrelationships between dental fear and dental attendance among adult {Finns} in 2000-2011.," *Community Dent Oral Epidemiol*, vol. 47, pp. 309–315, 2019, [Online]. Available: http://www.ncbi.nlm.nih.gov/pubmed/30941810

[139] M. L. Goettems, A. Q. Shqair, V. F. Bergmann, M. G. Cadermatori, M. B. Correa, and F. F. Demarco, "Oral health self-perception, dental caries, and pain: the role of dental fear underlying this association.," *Int J Paediatr Dent*, vol. 28, pp. 319–325, 2018, [Online]. Available: http://www.ncbi.nlm.nih.gov/pubmed/29528150

[140] "Constitution." https://www.who.int/fr/about/governance/constitution (accessed May 09, 2022).

[141] "OMS/Europe | Santé mentale - Définition de la dépression." https://www.euro.who.int/fr/health-topics/noncommunicable-diseases/mental-health/news/news/2012/10/depression-in-europe/depression-definition (accessed May 09, 2022).

[142] C.-S. Lin, S.-Y. Wu, and C.-A. Yi, "Association between {Anxiety} and {Pain} in {Dental} {Treatment}: {A} {Systematic} {Review} and {Meta}-analysis.," *J Dent Res*, vol. 96, pp. 153–162, 2017, [Online]. Available: http://www.ncbi.nlm.nih.gov/pubmed/28106507

[143] M. Murillo-Benítez, J. Martín-González, M. C. Jiménez-Sánchez, D. Cabanillas-Balsera, E. Velasco-Ortega, and J. J. Segura-Egea, "Association between dental anxiety and intraoperative pain during root canal treatment: a cross-sectional study.," *Int Endod J*, vol. 53, pp. 447–454, 2020, [Online]. Available: http://www.ncbi.nlm.nih.gov/pubmed/31691312

[144] T.-F. Wang, Y.-T. Wu, C.-F. Tseng, and C. Chou, "Associations between dental anxiety and postoperative pain following extraction of horizontally impacted wisdom teeth: {A} prospective observational study.," *Medicine*, vol. 96, p. e8665, 2017, [Online]. Available: http://www.ncbi.nlm.nih.gov/pubmed/29381942

[145] L. Svensson, M. Hakeberg, and U. Wide, "Dental pain and oral health-related quality of life in individuals with severe dental anxiety.," *Acta Odontol Scand*, vol. 76, pp. 401–406, 2018, [Online]. Available: http://www.ncbi.nlm.nih.gov/pubmed/29782197

[146] C. I. Onwuka, S. E. Udeabor, A. M. Al-Hunaif, W. A. K. Al-Shehri, and L. A. Al-Sahman, "Does preoperative dental anxiety play a role in postoperative pain perception after third molar surgery?," *Ann Afr Med*, vol. 19, pp. 269–273, 2020, [Online]. Available: http://www.ncbi.nlm.nih.gov/pubmed/33243951

[147] J. Fernandez-Aguilar, I. Guillén, M. T. Sanz, and M. Jovani-Sancho, "Patient's pre-operative dental anxiety is related to diastolic blood pressure and the need for post-surgical analgesia.," *Sci Rep*, vol. 10, p. 9170, 2020, [Online]. Available: http://www.ncbi.nlm.nih.gov/pubmed/32513987

[148] "IASP Revises Its Definition of Pain for the First Time Since 1979."

[149] M. S. Hauge, B. Stora, O. Vassend, A. Hoffart, and T. Willumsen, "Dentist-administered cognitive behavioural therapy versus four habits/midazolam: {An} {RCT} study of dental anxiety treatment in primary dental care.," *Eur J Ora Sci*, vol. 129, p. e12794, 2021, [Online]. Available: http://www.ncbi.nlm.nih.gov/pubmed/33960536

[150] K. G. Berge, M. L. Agdal, M. Vika, and M. S. Skeie, "Treatment of intra-oral injection phobia: a randomized delayed intervention controlled trial among {Norwegian} 10- to 16-year-olds.," *Acta Odontol Scand*, vol. 75, pp. 294–301, 2017, [Online]. Available: http://www.ncbi.nlm.nih.gov/pubmed/28270029

[151] K. T. Raseena, P. P. Jeeva, A. Kumar, D. Balachandran, A. Anil, and R. Ramesh, "A comparative study of tell-show-do technique with and without the aid of a

virtual tool in the behavior management of 6-9-year-old children: {A} nonrandomized, clinical trial.," *J Indian Soc Pedod Prev Dent*, vol. 38, pp. 393–399, 2020, [Online]. Available: http://www.ncbi.nlm.nih.gov/pubmed/33402623

[152] V. Shetty, L. R. Suresh, and A. M. Hegde, "Effect of {Virtual} {Reality} {Distraction} on {Pain} and {Anxiety} {During} {Dental} {Treatment} in 5 to 8 {Year} {Old} {Children}.," *J Clin Pediatr Dent*, vol. 43, pp. 97–102, 2019, [Online]. Available: http://www.ncbi.nlm.nih.gov/pubmed/30730798

[153] S. Ghadimi, Z. Estaki, P. Rahbar, and A. R. Shamshiri, "Effect of visual distraction on children's anxiety during dental treatment: a crossover randomized clinical trial.," *Eur Arch Paediatr Dent*, vol. 19, pp. 239–244, 2018, [Online]. Available: http://www.ncbi.nlm.nih.gov/pubmed/29949082

[154] A. Al-Khotani, L. A. Bello, and N. Christidis, "Effects of audiovisual distraction on children's behaviour during dental treatment: a randomized controlled clinical trial.," *Acta Odontol Scand*, vol. 74, pp. 494–501, 2016, [Online]. Available: http://www.ncbi.nlm.nih.gov/pubmed/27409593

[155] J. Kharouba, B. Peretz, and S. Blumer, "The effect of television distraction versus {Tell}-{Show}-{Do} as behavioral management techniques in children undergoing dental treatments.," *Quintessence Int*, vol. 51, pp. 486–494, 2020, [Online]. Available: http://www.ncbi.nlm.nih.gov/pubmed/32253388

[156] A. Garrocho-Rangel, E. Ibarra-Gutiérrez, M. Rosales-Bérber, R. Esquivel-Hernández, V. Esparza-Villalpando, and A. Pozos-Guillén, "A video eyeglasses/earphones system as distracting method during dental treatment in children: {A} crossover randomised and controlled clinical trial.," *Eur J Paediatr Dent*, vol. 19, pp. 74–79, 2018, [Online]. Available: http://www.ncbi.nlm.nih.gov/pubmed/29569459

[157] A. Ougradar and B. Ahmed, "Patients' perceptions of the benefits of virtual reality during dental extractions.," *Br Dent J*, vol. 227, pp. 813–816, 2019, [Online]. Available: http://www.ncbi.nlm.nih.gov/pubmed/31705100

[158] M. Robertson, M. Araujo, and N. Innes, "Anxiety and fear management in paediatric dentistry using distraction techniques.," *Evid Based Dent*, vol. 20, pp. 50–51, 2019, [Online]. Available: http://www.ncbi.nlm.nih.gov/pubmed/31253965

[159] N. B. Custódio, F. D. S. Costa, M. G. Cademartori, V. P. P. da Costa, and M. L. Goettems, "Effectiveness of {Virtual} {Reality} {Glasses} as a {Distraction} for {Children} {During} {Dental} {Care}.," *Pediatr Dent*, vol. 42, pp. 93–102, 2020, [Online]. Available: http://www.ncbi.nlm.nih.gov/pubmed/32276674

[160] I. M. Prado, L. Carcavalli, L. G. Abreu, J. M. Serra-Negra, S. M. Paiva, and C. C. Martins, "Use of distraction techniques for the management of anxiety and fear in paediatric dental practice: {A} systematic review of randomized controlled trials.," *Int J Paediatr Dent*, vol. 29, pp. 650–668, 2019, [Online]. Available: http://www.ncbi.nlm.nih.gov/pubmed/30908775

[161] J. R. S. Huamani et al., "Assessment of anxiety and stress markers in children submitted to educational strategies and {ART}-restoration: {A} randomized clinical trial.," *Arch Oral Biol*, vol. 97, pp. 191–197, 2019, [Online]. Available: http://www.ncbi.nlm.nih.gov/pubmed/30396037

[162] E. C. Sivrikaya, O. Yilmaz, and P. Sivrikaya, "Dentist-patient communication on dental anxiety using the social media: {A} randomized controlled trial.," *Scand J Psychol*, vol. 62, pp. 780–786, 2021, [Online]. Available: http://www.ncbi.nlm.nih.gov/pubmed/34333783

[163] J. Toledano-Serrabona, A. Sánchez-Torres, O. Camps-Font, R. Figueiredo, C. Gay-Escoda, and E. Valmaseda-Castellón, "Effect of an {Informative} {Video} on {Anxiety} and {Hemodynamic} {Parameters} in {Patients} {Requiring} {Mandibular} {Third} {Molar} {Extraction}: {A} {Randomized} {Clinical} {Trial}.," *J Oral Maxillofac Surg*, vol. 78, pp. 1933–1941, 2020, [Online]. Available: http://www.ncbi.nlm.nih.gov/pubmed/32682735

[164] M. Zhu et al., "Experiential learning for children's dental anxiety: a cluster randomized trial.," *BMC Oral Health*, vol. 20, p. 216, 2020, [Online]. Available: http://www.ncbi.nlm.nih.gov/pubmed/32736555

[165] M. G. Sghaireen, "Effect of {Verbal} and {Visual} {Information} on the {Level} of {Anxiety} among {Dental} {Implant} {Patients}.," *J Contemp Dent Pract*, vol. 21, pp. 846–851, 2020, [Online]. Available: http://www.ncbi.nlm.nih.gov/pubmed/33568603

[166] F. Camacho-Alonso, J. Vilaplana-Vivo, P. M. Caballero-Guerrero, J. Pato-Mourelo, and M. Sánchez-Siles, "Impact of audiovisual information on anxiety and fear in patients undergoing dental implant treatment.," *Clin Implant Dent Relat Res*, vol. 21, pp. 1189–1198, 2019, [Online]. Available: http://www.ncbi.nlm.nih.gov/pubmed/31639265

[167] A. Rizzo-Lorenzo, A. Sánchez-Torres, C. Noguera-Mutlló, I. Pérez-Beltrán, R. Figueiredo, and E. Valmaseda-Castellón, "Influence of information concerning a computerized anesthesia system on dental anxiety: a randomized controlled clinical trial.," *Med Oral Patol Oral Cir Bucal*, vol. 25, pp. e217--e223, 2020, [Online]. Available: http://www.ncbi.nlm.nih.gov/pubmed/32040470

[168] M.-C. Wang, K. Vinall-Collier, J. Csikar, and G. Douglas, "A qualitative study of patients' views of techniques to reduce dental anxiety.," *J Dent*, vol. 66, pp. 45–51, 2017, [Online]. Available: http://www.ncbi.nlm.nih.gov/pubmed/28863963

[169] F. Cabbar, M. Ç. Burdurlu, and C. Ö. Tomruk, "Does giving brief information keep patients calm during different oral surgical procedures?," *Quintessence Int*, vol. 49, pp. 817–828, 2018, [Online]. Available: http://www.ncbi.nlm.nih.gov/pubmed/29662970

[170] M. B. de Moares, W. S. Barbier, F. V. Raldi, R. D. Nascimento, L. M. dos Santos, and F. R. L. Sato, "Comparison of {Three} {Anxiety} {Management} {Protocols} for {Extraction} of {Third} {Molars} {With} the {Use} of {Midazolam}, {Diazepam}, and {Nitrous} {Oxide}: {A} {Randomized} {Clinical} {Trial}.," *J Oral Maxillofac Surg*, vol. 77, pp. 2258.e1--2258.e8, 2019, [Online]. Available: http://www.ncbi.nlm.nih.gov/pubmed/31319053

[171] L. Ma, J. Zhang, X. Y. Hou, Q. Jing, and K. Wan, "[{Effectiveness} and {Safety} of {Oral} {Midazolam} {Combined} {Nitrous} {Oxide} {Sedation} in {Treating} {Children} with {Dental} {Fear}].," *Zhongguo Yi Xue Ke Xue Yuan Xue Bao*, vol. 41, pp. 106–110, 2019, [Online]. Available: http://www.ncbi.nlm.nih.gov/pubmed/30837051

[172] S. Arcari and M. Moscati, "Nitrous oxide analgesic effect on children receiving restorative treatment on primary molars.," *Eur J Paediatr Dent*, vol. 19, pp. 205–212, 2018, [Online]. Available: http://www.ncbi.nlm.nih.gov/pubmed/30063152

[173] D. E. Antunes, K. A. Viana, P. S. Costa, and L. R. Costa, "Moderate sedation helps improve future behavior in pediatric dental patients - a prospective study.," *Braz Oral Res*, vol. 30, p. e107, 2016, [Online]. Available: http://www.ncbi.nlm.nih.gov/pubmed/27783767

[174] S. Oh and K. Kingsley, "Efficacy of {Ketamine} in {Pediatric} {Sedation} {Dentistry}: {A} {Systematic} {Review}.," *Compend Contin Educ Dent*, vol. 39, pp.

e1--e4, 2018, [Online]. Available: http://www.ncbi.nlm.nih.gov/pubmed/29714490

[175] D. E. Becker and M. Rosenberg, "Nitrous Oxide and the Inhalation Anesthetics."

[176] F. C. Quarnstrom, "Nitrous oxide-oxygen administration: When safety features no longer are safe," *Article in Journal of the American Dental Association*, 1939, doi: 10.14219/jada.archive.2012.0123.

[177] W. R. Howard, "NITROUS OXIDE IN THE DENTAL ENVIRONMENT: ASSESSING THE RISK, REDUCING THE EXPOSURE," 1997. doi: 10.14219/jada.archive.1997.0201.

[178] S. Malamed, "Nitrous oxide-oxygen: a new look at a very old technique," *Article in Journal of the California Dental Association*, 2003, Accessed: May 13, 2022. [Online]. Available: https://www.researchgate.net/publication/10680134

[179] "Meopa. Réglementation - Risques - INRS." https://www.inrs.fr/risques/meopa/reglementation.html (accessed May 13, 2022).

[180] P. C. Aravena, C. Almonacid, and M. I. Mancilla, "Effect of music at 432 {Hz} and 440 {Hz} on dental anxiety and salivary cortisol levels in patients undergoing tooth extraction: a randomized clinical trial.," *J Appl Oral Sci*, vol. 28, p. e20190601, 2020, [Online]. Available: http://www.ncbi.nlm.nih.gov/pubmed/32401941

[181] L. di Nasso, A. Nizzardo, R. Pace, F. Pierleoni, G. Pagavino, and V. Giuliani, "Influences of 432 {Hz} {Music} on the {Perception} of {Anxiety} during {Endodontic} {Treatment}: {A} {Randomized} {Controlled} {Clinical} {Trial}.," *J Endod*, vol. 42, pp. 1338–1343, 2016, [Online]. Available: http://www.ncbi.nlm.nih.gov/pubmed/27430941

[182] N. Gupta, H. Gupta, P. Gupta, and N. Gupta, "Evaluation of the {Role} of {Music} as a {Nonpharmacological} {Technique} in {Management} of {Child} {Patients}.," *J Contemp Dent Pract*, vol. 18, pp. 194–197, 2017, [Online]. Available: http://www.ncbi.nlm.nih.gov/pubmed/28258263

[183] C. Keilani *et al.*, "Effects of music intervention on anxiety and pain reduction in ambulatory maxillofacial and otorhinolaryngology surgery: a descriptive survey of 27 cases.," *Oral Maxillofac Surg*, vol. 21, pp. 227–232, 2017, [Online]. Available: http://www.ncbi.nlm.nih.gov/pubmed/28365803

[184] S. L. Ainscough, L. Windsor, and J. F. Tahmassebi, "A review of the effect of music on dental anxiety in children.," *Eur Arch Paediatr Dent*, vol. 20, pp. 23–26, 2019, [Online]. Available: http://www.ncbi.nlm.nih.gov/pubmed/30374854

[185] S. Ahuja, K. Gandhi, R. Malhotra, R. Kapoor, S. Maywad, and G. Datta, "Assessment of the effect of parental presence in dental operatory on the behavior of children aged 4-7 years.," *J Indian Soc Pedod Prev Dent*, vol. 36, pp. 167–172, 2018, [Online]. Available: http://www.ncbi.nlm.nih.gov/pubmed/29970634

[186] V. Boka, K. Arapostathis, G. Charitoudis, J. Veerkamp, C. van Loveren, and N. Kotsanos, "A study of parental presence/absence technique for child dental behaviour management.," *Eur Arch Paediatr Dent*, vol. 18, pp. 405–409, 2017, [Online]. Available: http://www.ncbi.nlm.nih.gov/pubmed/29147888

[187] H. K. Rodriguez, M. S. Webman, O. Arevalo, R. Roldan, and D. M. Saman, "Passive {Observer} {Instruction} on {Parental} {Satisfaction} in a {Dental} {Setting}.," *J Clin Pediatr Dent*, vol. 42, pp. 339–343, 2018, [Online]. Available: http://www.ncbi.nlm.nih.gov/pubmed/29763347

[188] N. B. Karan, "Influence of lavender oil inhalation on vital signs and anxiety: {A} randomized clinical trial.," *Physiol Behav*, vol. 211, p. 112676, 2019, [Online]. Available: http://www.ncbi.nlm.nih.gov/pubmed/31505191

[189] L.-P. Dantas, A. de Oliveira-Ribeiro, L.-M. de Almeida-Souza, and F.-C. Groppo, "Effects of passiflora incarnata and midazolam for control of anxiety in patients undergoing dental extraction.," *Med Oral Patol Oral Cir Bucal*, vol. 22, pp. e95--e101, 2017, [Online]. Available: http://www.ncbi.nlm.nih.gov/pubmed/27918731

[190] R. C. I. C. Rank, J. E. R. Vilela, M. S. Rank, W. N. Ogawa, and J. C. P. Imparato, "Effect of awards after dental care in children's motivation.," *Eur Arch Paediatr Dent*, vol. 20, pp. 85–93, 2019, [Online]. Available: http://www.ncbi.nlm.nih.gov/pubmed/30560523

[191] A. Moaddabi, D. Hasheminia, S. Bagheri, P. Soltani, and R. Patini, "Effect of opaque eye coverage on anxiety in candidates for surgical removal of impacted third molars: a randomized clinical trial.," *Oral Surg Oral Med Oral Pathol Oral Radiol*, vol. 132, pp. 267–272, 2021, [Online]. Available: http://www.ncbi.nlm.nih.gov/pubmed/34030999

[192] E. S. Park, H. W. Yim, and K. S. Lee, "Progressive muscle relaxation therapy to relieve dental anxiety: a randomized controlled trial.," *Eur J Oral Sci*, vol. 127, pp. 45–51, 2019, [Online]. Available: http://www.ncbi.nlm.nih.gov/pubmed/30430667

[193] P. Avisa, R. Kamatham, K. Vanjari, and S. Nuvvula, "Effectiveness of {Acupressure} on {Dental} {Anxiety} in {Children}.," *Pediatr Dent*, vol. 40, pp. 177–183, 2018, [Online]. Available: http://www.ncbi.nlm.nih.gov/pubmed/29793563

[194] Irwin D. Mandel DDS, "Dental quackery: a retrospective view," 1994.

[195] "Mécanismes de la neuroplasticité : le stress - Neuroplasticité." https://www.neuroplasticite.com/mecanismes-neuroplasticite/stress/ (accessed Sep. 10, 2022).

[196] "Diagramme de Système limbique | Quizlet." https://quizlet.com/ca/229995292/systeme-limbique-diagram/ (accessed Sep. 10, 2022).

[197] Oliver von Bohlen, *Neurotransmitters and Neuromodulators*. Wiley-VCH, 2006.

[198] "Visual Analog Scale for Pain (VAS): Scoring Pain on 100mm Line." https://wecapable.com/vas-pain-scale-100mm-line/ (accessed Sep. 10, 2022).

[199] "Directory /media." https://www.dentalfearcentral.org/media/ (accessed Sep. 10, 2022).

[200] "The Index of Dental Anxiety and Fear (IDAF-4C +) | Download Scientific Diagram." https://www.researchgate.net/figure/The-Index-of-Dental-Anxiety-and-Fear-IDAF-4C_fig1_312020704 (accessed Sep. 10, 2022).

[201] "La campagne MT'Dents - UFSBD." https://www.ufsbd.fr/espace-grand-public/espace-enfants/la-campagne-mtdents/ (accessed Sep. 11, 2022).

[202] "url1.jpeg (Image JPEG, 640 × 438 pixels)." https://keystoneind.files.wordpress.com/2013/03/url1.jpeg (accessed Sep. 10, 2022).

[203] "Carie dentaire: d'où vient-elle, comment la prévenir et comment est-elle soignée?" https://centredentairerichelieu.fr/carie-causes-symptomes-et-traitements/ (accessed Sep. 11, 2022).

Printed in France by Amazon
Brétigny-sur-Orge, FR